国家级实验教学示范中心
全国高等院校医学实验教学规划教材

供临床、预防、基础、口腔、麻醉、影像、药学、检验、护理、法医、中医等专业使用

组织学与胚胎学实验指导

主　编　沈新生　黑常春　王燕蓉
副主编　赵承军　周文献　蔡玉芳
编　委　（以姓氏汉语拼音为序）
蔡玉芳　常　青　崔　岫　黑常春
孔　斌　马文智　沈新生　王燕蓉
吴　凯　赵承军　郑小敏　周文献
朱万平

科学出版社
北　京

内 容 简 介

《组织学与胚胎学实验指导》共27个实习,主要内容包括实验课的目的要求、切片标本观察、示教切片与电镜照片观察、创新实验、模型和标本的观看、课堂实验报告及练习题。本书的创新实验中增加了小鼠精子游动实验和鸡胚孵化实验。小鼠精子游动实验使学生理解了精子在生精小管中发生、在附睾管中成熟的过程。鸡胚孵化实验使学生看到了真实的鸡胚发育过程中完整的脑泡、原条、体节等微细结构;学生在较大鸡胚的标本看到了羊膜腔的包卷过程、三大循环的建立和心脏发生,以及心脏跳动和心脏射血入主动脉弓的过程。

本实验指导具有内容精炼、重点突出、附图精细和实用性强的特点,适用于医学本、专科各专业不同类型的学生使用。

图书在版编目(CIP)数据

组织学与胚胎学实验指导 / 沈新生,黑常春,王燕蓉主编 .—北京:科学出版社,2013.6

国家级实验教学示范中心·全国高等院校医学实验教学规划教材

ISBN 978-7-03-037927-6

Ⅰ.组… Ⅱ.①沈… ②黑… ③王… Ⅲ.①人体组织学-实验-医学院校-教学参考资料 ②人体胚胎学-实验-医学院校-教学参考资料 Ⅳ.R32-33

中国版本图书馆CIP数据核字(2013)第134229号

责任编辑:王　颖 / 责任校对:纪振红
责任印制:赵　博 / 封面设计:范璧合

科 学 出 版 社 出版
北京东黄城根北街16号
邮政编码:100717
http://www.sciencep.com

北京华宇信诺印刷有限公司印刷
科学出版社发行　各地新华书店经销
*
2013年6月第　一　版　　开本:787×1092　1/16
2024年8月第四次印刷　　印张:9　插页:2
字数:210 000

定价:29.80元

(如有印装质量问题,我社负责调换)

前　言

组织学与胚胎学是一门重要的形态学医学基础课程，是学习和观察人体的微细结构及其功能关系的学科。实习课的目的是通过对组织切片的观察，准确辨认各种组织和器官的形态结构，验证和巩固理论知识，并加深对理论的理解；同时也培养同学们理论联系实际，观察分析辨认各种组织和器官的能力。《组织学与胚胎学实验指导》是根据全国高等医学本科院校规划教材《组织学与胚胎学》和教学大纲进行编写，共27个实习，主要包括实验课的目的要求、切片标本观察、示教切片与电镜照片观察、创新实验、模型和标本的观看、课堂实验报告及练习题。实验指导的后面还附有部分彩图，方便学生对照观察。

本书注重培养学生动手能力，以严肃的态度、严密的方法和严谨的科学作风从事实验操作，使用显微镜对正常组织结构进行观察，训练学生比较、归纳、综合及表达能力和操作技能，逐步培养基本实践能力，从而使学生掌握本学科的基本知识、基本理论和基本技能，达到培养学生独立学习、逻辑思考和独立工作的目的。

本书中的图片未注明染色方法的组织学标本，均为HE染色。彩图大部分引自宁夏医科大学组织学与胚胎学教研室编著的《组织学与胚胎学电子图谱》。此外，结合所学内容，每一个实习均附有练习题和参考答案。本书按照医学本科组织学与胚胎学教学大纲要求安排内容，具有内容精炼、重点突出、附图精细和实用性强的特点，适用于医学本、专科各专业不同类型的学生使用。

衷心感谢所有参编人员为本书编写付出的艰辛努力，以及所在单位的各级领导和有关部门热情鼓励和支持。

本书由宁夏医科大学基础医学院组织学与胚胎学教研室的老师们编写。由于编者水平有限、经验不足，加之编写时间仓促，纰漏之处在所难免，敬请广大教师和同学在使用过程中给予批评指正，以便将来再版修订时日臻完善。

主　编

2013年5月

目　　录

实习一　绪　　论

组织胚胎学是一门重要的形态学医学基础课程，是学习和观察人体的微细结构及其与功能关系的学科。实习课的目的则是通过对组织切片的观察，准确辨认各种组织和器官的形态结构，验证和巩固理论知识，并加深对理论的理解。同时也是培养同学们理论联系实际，观察分析辨认各种组织和器官的能力。

一、目的要求

(1) 了解组织学实习目的、内容和实习规则。

(2) 通过复习显微镜的构造和使用规则，进一步正确掌握显微镜的使用。

(3) 参观组织切片的制作过程，了解一般石蜡切片制作及苏木精-伊红(HE)染色法的过程。

二、实习内容

(一) 显微镜的构造及使用规则

1. 显微镜的构造　见图1-1。

2. 显微镜的使用规则

(1) 拿显微镜时，必须右手握住镜臂，左手托住镜座，避免显微镜组件脱落。

(2) 使用前的检查和准备，用前必须检查零件有无缺损，粗细螺旋是否松紧适宜，镜头有无污物，推进器是否灵活，发现问题及时报告，以免影响学习。

(3) 对光：将显微镜放置于座位左侧，打开光圈，上升聚光器，转动物镜转换器使低倍(4×)接物镜正对下方。从侧方目视，调粗螺旋，上升载物台使其与物镜相距约0.5cm，然后移双眼到接目镜，旋转反光镜，使外来光线反射入聚光器，达整个视野明亮均匀，平行光源(如日光)用平面镜，点状光源(如电灯光)用凹面镜能将散开的光线聚焦，可增强亮度；自带光源的双目镜打开电源即可(注意开关电源时电位器应当在Min状态)。

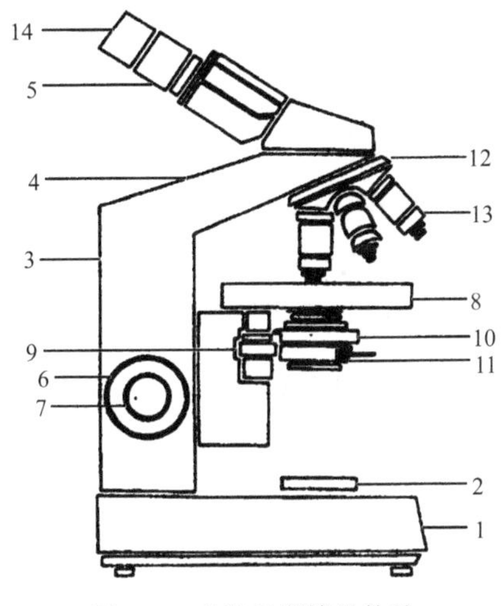

图1-1　光学显微镜的构造

1. 镜座；2. 电光源；3. 镜柱；4. 镜臂；5. 镜筒；6. 粗调节器；7. 细调节器；8. 载物台；9. 标本移动器；10. 聚光器；11. 光栏；12. 物镜转换器；13. 物镜；14. 目镜

(4) 放置标本低倍镜观察：认出切片正反面，将正面(有盖玻片的一面)朝上放于载物台上用片夹固定好，使用推进器使有组织的部分对准接物镜中心。双眼回到接目镜，调粗螺旋使载物台下降，动作缓慢，仔细观察直至视野中出现清晰物像为止。利用推进器前后左右推动标本以全面观察组织器官的一般结构。

(5) 转换高倍镜(或油镜)：对某个需详细观察其结构的部分，移至视野中心，在低倍镜下找到并调清晰后，直接转换为高倍镜头，调节细螺旋至物像清晰(禁用粗螺旋)。需用油镜观察时，必须在低、高倍镜调清楚后，将高倍物镜转离，加一滴镜油于玻片上，再将油镜头转正，仔细调细螺旋至物像清晰即可。

(6) 用完后处理：转动转换器至低倍(4×)接物镜，取走切片(用油镜后，必须用二甲苯清洁镜头及切片)，归还原处。

(7) 显微镜的物镜头和目镜有灰尘或污物时可以在无尘环境中用高级镜头水擦洗(高级镜头水配方：乙醚 50ml+无水乙醇 50ml 等量混合即可)。

(二) 组织切片的制作

为了在显微镜下能够看到组织的微细结构，必须把组织切成很薄的薄片染色，为此，须将组织器官进行以下处理：

1. 取材、固定 将新鲜动物或尸体的组织器官切下一小块，通常置于 10% 甲醛溶液中固定，以保持原来的结构，一般固定 24 ~40 小时。

2. 脱水、透明 用不同浓度的乙醇溶液。按 70% →80% →90% →95% →100% 的顺序脱出组织器官中的水分，然后用二甲苯透明。

3. 浸蜡、包埋 透明后的组织器官，投入 60℃ 的溶蜡中浸透，使石蜡完全地透入组织器官内部。然后用包埋器将浸透石蜡的组织器官包于石蜡中，即组织内、外全部由石蜡充满和包裹，使组织器官变硬，利于切成薄片。

4. 切片、粘片 将上述蜡块用切片机切成 5 ~7μm 薄片，置温水展开，贴于涂有蛋白甘油的载玻片上，放入 37℃ 温箱烘干。

5. 脱蜡、染色 将上述载有蜡片的玻片放入二甲苯中，至蜡全部溶解后经 100% →95% →90% →80% →70% 不同浓度的乙醇溶液脱去二甲苯，并由水取代乙醇溶液，再染色，最常用的是苏木精(hematoxylin)和伊红(eosin)染色，简称 HE 染色。

6. 脱水、封固 又经 70% →80% →90% →95% →100% 不同浓度的乙醇溶液，脱去染色过程中的水分，再经二甲苯透明，加上树胶，盖上盖玻片，宜于长期保存和观察。

将染色后的切片标本，置于显微镜下，观察是否符合染色标准。

(三) 染色结果

几种主要染色法的染色特点见表 1-1。

表 1-1 几种主要染色法的染色特点

名称	染料	用途和结果
HE(苏木精-伊红)	苏木精(碱性) 伊红(酸性)	最普通。染色：胞核呈紫蓝色，胞质呈粉红色、结缔组织中胶原、弹性纤维呈粉红色
PAS(过碘酸-希夫反应)	过碘酸，无色复红	显示多糖类，如染糖原、黏多糖、黏蛋白、糖蛋白、呈红色或紫红色
间皮内皮镀银法	硝酸银	显示单层扁平上皮的界限，呈棕黑色
瑞氏	瑞氏染料	末梢血片，骨髓片最常用的染法
Foot 氏	硝酸银	显示网状纤维，呈黑色
Mallory	酸性复红、橘黄 G、苯胺蓝	显示核呈红色，胞质因性质不同染色成红色、蓝色、橘黄色；胶原纤维呈蓝色
COX 氏	升汞、重铬酸钾	显示神经元，神经胶质细胞的胞体、突起，呈黑色

(四) 实验报告

每次实习课均要写实习报告,报告形式如图 1-2 所示。

附:组织学学习方法

本实习报告共分四个部分:组织学切片标本的一般制作方法、组织学总论、组织学各论及胚胎学,每个实习都包括练习题。现在简单地介绍一些组织学学习方法,供同学们学习时参考。

1. 组织学总论实验部分　此部分是组织学实验中的重要部分,因为只有了解了基本组织的结构以后,才可能更好地观察组织学各论中所描述的各器官结构。

(1) 基本组织一般没有单独的切片,往往是在器官切片中来进行观察。因此,必须首先了解基本组织的分布情况,在显微镜低倍镜下找出基本组织的所在位置,然后再换高倍镜详细观察其结构。

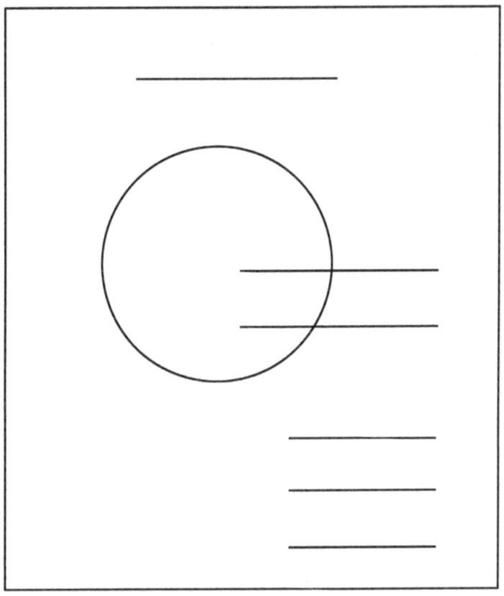

图 1-2　实习报告形式

(2) 同学们已经学习了生物学,一般已有鉴别细胞结构的能力,但在初学组织学时必须重新提一下,在观察切片过程中,不要误将细胞核当作了整个细胞,不要把核仁当细胞核。

(3) 我们观察的切片仅是组织或器官的一部分,而且切片可以通过不同的方向(如纵切、横切、斜切)切成,所以应通过各个切面观察后建立起各种结构的立体概念。

(4) 进行实验时,详细参照实习指导,结合挂图和教科书插图逐步观察切片。在实习基本组织时,必须注意各个组织的基本特征,每学完一种组织进行归纳分析。

2. 组织学各论实验部分

(1) 在学习基本组织的基础上观察器官切片,各论主要是观察四种基本组织在各个器官中的分布情况,以及每个器官独特的组织构筑,故观察时必须牢记先用低倍镜看清楚整个切片的轮廓,然后换高倍镜仔细观察各部分的结构。

(2) 器官的构造一般分中空性的(如血管、消化管等)及实质性的(如淋巴结、肝等)。观察中空性的器官时,可由管腔开始由内向外逐层观察。在观察实质性器官时,则应从器官最表面向内里观察。

(3) 在每个系统实习结束时,试比较各器官的结构特征以及与功能的关系,试比较各器官的异同点,并从各器官的结构上进一步归纳每个系统在结构上的一般规律性,这样对今后鉴别各种切片将会有一定的帮助。

(沈新生)

实习二 上皮组织

上皮组织由密集的细胞和很少的细胞外基质组成,分为覆盖于体表和衬贴在有腔器官腔面的被覆上皮和以分泌功能为主的腺上皮。被覆上皮在体内广泛分布,具有保护、吸收、分泌和排泄等功能。

一、目的要求

(1) 掌握上皮组织的结构特点,常见被覆上皮的形态特点及分布。

(2) 掌握上皮组织特殊结构的超微结构特征。

二、实习内容

(一) 光镜观察标本

1. 单层扁平上皮

(1) 取材:蛙肠系膜铺片。

(2) 染色:镀银法。

(3) 肉眼观察:铺片厚薄不一,染成棕褐色。

(4) 低倍镜观:示单层扁平上皮的表面观。可见切片中有许多黑褐色细线条纹,此即细胞界限。

(5) 高倍镜观:细胞呈不规则的多边形,互相毗连,胞核不清楚(彩图1)。(思考:铺片上细胞核显示何种形态?)

2. 单层立方上皮

(1) 取材:狗甲状腺。

(2) 染色:HE。

(3) 肉眼观察:部分甲状腺的切片,染成粉红色。

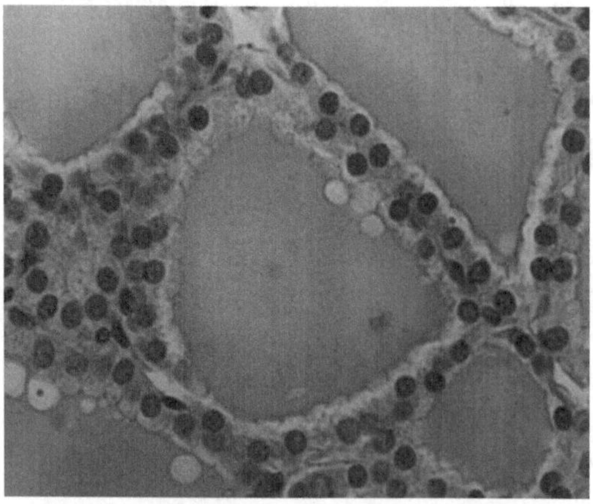

图2-1 狗甲状腺单层立方上皮(高倍)

(4) 低倍镜观:可见许多大小不等的囊泡即甲状腺滤泡。滤泡腔中充满着粉红色的胶状物,均匀一片,滤泡壁由单层立方上皮构成。

(5) 高倍镜观:滤泡壁的上皮细胞紧密排列成单层,胞体呈立方形。胞质粉红色,胞核圆形,紫蓝色,位中央(图2-1)。(思考:为什么会在一个细胞内可见位于不同聚焦平面上的两个细胞核?)

3. 单层柱状上皮

(1) 取材:狗小肠。

(2) 染色:HE。

(3) 肉眼观察:为小肠横断面,腔面染成紫蓝色,为小肠黏膜,其余红色部分为肌层。

（4）低倍镜观：小肠腔面有许多指状突起为小肠绒毛，绒毛断面不一，有的是与肠壁脱离的横切面、斜切面，绒毛表面即是小肠的单层柱状上皮。请选择完整的纵切面观察。

（5）高倍镜观：见图 2-2。

柱状细胞：绒毛表面为柱状上皮，细胞界限不清。胞核椭圆形，偏于基部，核长轴与胞体长轴平行。胞质粉红色，游离面一条深染的窄带，即纹状缘。（思考：电镜下是什么结构？）

杯状细胞：散在于柱状细胞之间。其顶部的胞质充满黏原颗粒而呈圆形，由于制片时黏原颗粒被溶解，因而染成空泡状。底部较细窄，可见呈三角形或不规则形细胞核。

此外，常在上皮细胞之间见到少量小而圆的细胞，胞质甚少，核圆形而色深，这是侵入上皮的淋巴细胞。此处基膜薄，不明显。

请同学们总结该上皮的镜下形态特征。

4. 假复层纤毛柱状上皮

（1）取材：狗气管。

（2）染色：HE。

（3）肉眼观察：为半环形标本，内表面紫蓝色线状结构为黏膜。

（4）低倍镜观：管腔内表面为上皮，是一层紧密排列的细胞。核显示多层，有的近游离面，有的近基底面，排列不整齐。

（5）高倍镜观：上皮细胞高矮不一，包括柱状、梭形、锥形、杯状细胞，核位置参差不齐，似复层，但每个细胞都与基膜相连。只有柱状细胞和杯状细胞达到游离面；梭形细胞夹在柱状细胞间，核梭形；锥形细胞贴近基膜，核圆；也可见侵入上皮的淋巴细胞。上皮的游离面可见一排纤细而整齐的纤毛。上皮与结缔组织间可见均质、红色的基膜（图 2-3）。

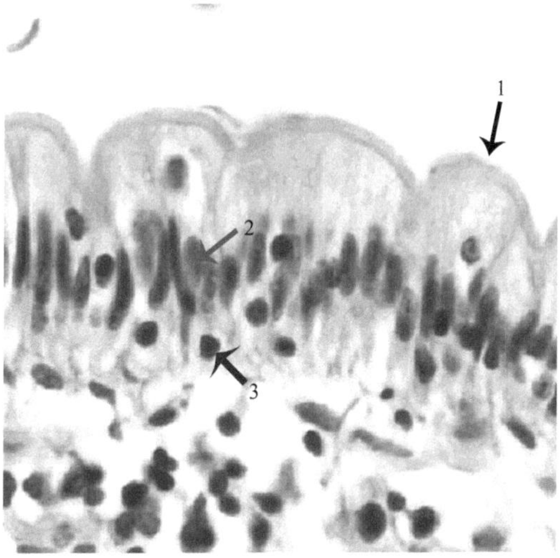

图 2-2　人小肠单层柱状上皮（高倍）

1. 纹状缘；2. 柱状细胞；3. 浸润的淋巴细胞

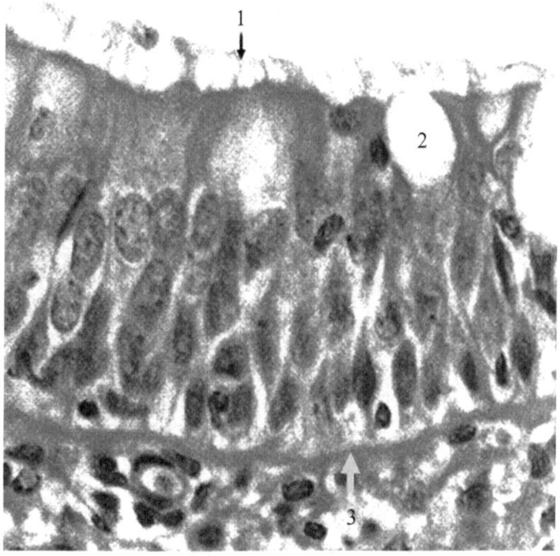

图 2-3　狗气管假复层纤毛柱状上皮（高倍）

1. 纤毛；2. 杯状细胞；3. 基膜

5. 未角化的复层扁平上皮

（1）取材：人食管。

（2）染色：HE。

（3）肉眼观察：食管横切片，腔面不平整，深紫蓝色线条为黏膜上皮。

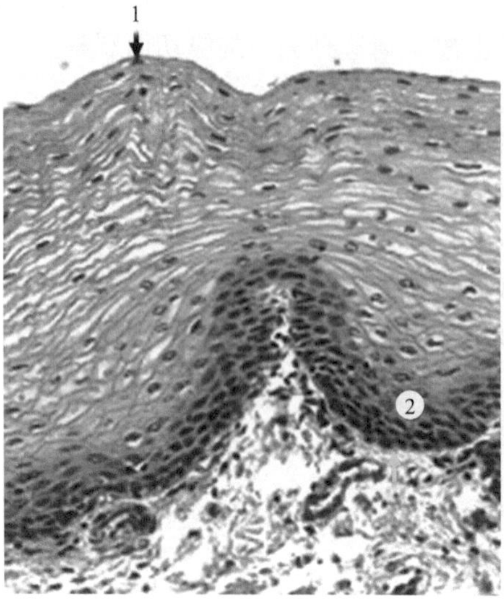

图 2-4 未角化复层扁平上皮(高倍)
1. 表层细胞;2. 基底层细胞

(4) 低倍镜观:上皮细胞多层,排列紧密。上皮与结缔组织交界处,呈波浪状。

(5) 高倍镜观:浅层为数层扁平细胞,核扁而色深;中层为数层多角形细胞,核圆形,位中央;基底层是一层紧贴基膜的矮柱状或立方形细胞,核椭圆,胞质染色较深。此处基膜不明显(图 2-4)。

6. 变移上皮

(1) 取材:人膀胱。

(2) 染色:HE。

(3) 肉眼观察:一部分膀胱壁的切片,左侧薄的部分为扩张状态的膀胱(由于制片时牵拉所致),右侧厚的部分为收缩状态的膀胱,凹面紫蓝色线条为变移上皮。

(4) 低倍镜观:可见收缩状态的变移上皮细胞层次多。扩张状态的变移上皮细胞的层次少。

(5) 高倍镜观:收缩状态的变移上皮细胞层次多。浅层细胞甚大,立方形或倒梨状,游离面凸圆,此处胞质特别浓缩,染成暗红色一壳层,核圆,有时可见两个核。中层细胞 2~3 层,为多边形,核圆形或卵圆形。基层细胞矮柱状或立方形,较小,排列甚密,核圆或椭圆形。扩张状态的变移上皮细胞层次明显减少,浅层细胞扁平,上皮基底面紧接结缔组织,基膜不明显(图 2-5)(请总结出该上皮与复层扁平上皮之间的镜下结构区别)。

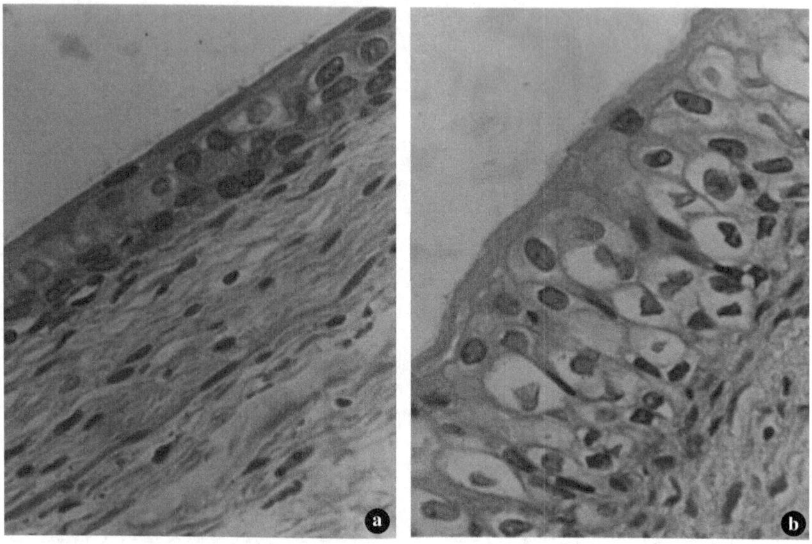

图 2-5 膀胱变移上皮
a. 膀胱充盈状态;b. 膀胱空虚状态

思考:请同学们总结在组织切片的哪些部位可观察到上皮组织,被覆上皮组织的什么特点使大家可在低倍镜下加以辨认。

（二）示教

下颌下腺，示混合性腺泡和部分导管。

练　习　题

（一）选择题

A 型题

1. 下列哪一点不是被覆上皮的结构特点（　　）
A. 细胞排列紧密，细胞外基质很少
B. 细胞呈现明显的极性
C. 上皮借基膜与深部结缔组织相连
D. 含丰富的毛细血管
E. 含丰富的神经末梢

2. 单层扁平上皮不见于（　　）
A. 心脏腔面　　B. 心包膜表面
C. 胃壁内表面　　D. 胃壁外表面
E. 肺泡壁

3. 纤毛可见于（　　）
A. 小肠上皮　　B. 气管上皮
C. 变移上皮　　D. 口腔上皮
E. 血管内皮

4. 关于假复层纤毛柱状上皮的描述哪项不正确（　　）
A. 细胞形状、高矮不一，细胞核位置高低不等
B. 细胞都附着于基膜上
C. 细胞表面都有纤毛
D. 有杯状细胞
E. 主要分布于呼吸道腔面

5. 复层扁平上皮的特点是（　　）
A. 浅层为一层扁平细胞
B. 中间层细胞之间有大量缝隙连接
C. 基底层细胞有较强的分裂增殖能力
D. 含较多的毛细血管
E. 与结缔组织的连接面平直

6. 膀胱腔面上皮的特点为（　　）
A. 细胞层数和形状可发生变化
B. 上皮的厚度恒定不变
C. 浅层细胞为柱状
D. 表层细胞角化以防止尿液侵蚀
E. 基底面凹凸不平

7. 人体内最耐摩擦的上皮组织是（　　）
A. 单层立方上皮　　B. 单层柱状上皮
C. 假复层柱状上皮　　D. 复层扁平上皮
E. 变移上皮

8. 质膜内褶处细胞质内常含有（　　）
A. 粗面内质网　　B. 滑面内质网
C. 溶酶体　　D. 高尔基复合体
E. 线粒体

9. 毛细血管内皮的基膜的组成是（　　）
A. 透明板
B. 内皮的基膜只有基板
C. 透明板、基板和网板
D. 基板和网板
E. 网板

10. 微绒毛中央的纵行微丝向下连于（　　）
A. 细胞核　　B. 线粒体
C. 中心体　　D. 基体
E. 终末网

11. 关于桥粒的描述哪一点是不正确的（　　）
A. 在上皮细胞顶部呈带状
B. 细胞间隙可见致密的中间线
C. 细胞膜的胞质面有较厚的附着板
D. 附着板上连有张力丝
E. 桥粒是很牢固的细胞连接

12. 缝隙连接的特点是（　　）
A. 连接处细胞间隙约为 20 nm
B. 连接处细胞膜外层融合
C. 细胞之间有微管相连
D. 柱状颗粒中央有直径约 2 nm 的管腔
E. 细胞膜上有规律的柱状颗粒，由 12 个亚单位组成

13. 单层柱状上皮可见于（　　）
A. 胃　　B. 胆囊
C. 结肠　　D. 子宫
E. 以上所有器官

14. 上皮组织的功能不包括（　　）
A. 保护　　B. 营养
C. 吸收　　D. 分泌
E. 排泄

15. 细胞连接不存在于（　　）
A. 单层扁平上皮的细胞之间
B. 骨细胞之间

C. 外周血细胞之间
D. 平滑肌细胞之间
E. 神经细胞之间

X 型题

1. 上皮组织依据所在的部位和功能可分为(　　)
A. 复层上皮　B. 被覆上皮
C. 腺上皮　D. 感觉上皮
E. 单层上皮

2. 哪些结构位于上皮组织与结缔组织之间(　　)
A. 质膜内褶　B. 基膜
C. 桥粒　D. 半桥粒
E. 紧密连接

3. 基膜是(　　)
A. 上皮组织的支持膜
B. 结缔组织与上皮组织的连接结构
C. 物质通透的半透膜
D. 位于上皮组织的侧面
E. 所有基膜的组成成分是相同的

4. 桥粒能够(　　)
A. 增加细胞的接触面积　B. 使细胞间传递信息
C. 防止细胞内物质的逸出　D. 加强细胞间的连接
E. 传递细胞间收缩力

5. 构成微绒毛的结构是(　　)
A. 细胞膜　B. 细胞质
C. 微丝　D. 中间丝
E. 微管

6. 纤毛的组成成分是(　　)
A. 细胞膜　B. 细胞质
C. 微管　D. 微丝
E. 中间丝

7. 质膜内褶能够(　　)
A. 增加细胞基底的表面积
B. 构成光镜下的纵纹状
C. 参与水和电解质的转运
D. 加强细胞间的连接
E. 感觉刺激

8. 缝隙连接可见于(　　)
A. 上皮细胞间　B. 神经细胞间
C. 心肌细胞间　D. 平滑肌细胞间
E. 骨细胞间

9. 变移上皮具有下列哪些特点(　　)
A. 表层上皮细胞有防止尿液侵蚀的壳层
B. 分布于整个排尿管道
C. 上皮细胞形态随所在器官功能不同而异
D. 表层细胞角化
E. 属于复层柱状上皮

10. 单层柱状上皮的特点包括(　　)
A. 上皮具有分泌蛋白质细胞的超微结构特点
B. 上皮中可有分泌黏原颗粒的杯状细胞
C. 上皮细胞的顶部常有大量的纤毛
D. 上皮细胞的游离面有许多微绒毛
E. 仅分布于肠黏膜

11. 下述哪组是对腺的正确描述(　　)
A. 均从原始上皮分化而来
B. 腺中不含结缔组织和血管
C. 分泌物均从导管排出
D. 腺上皮是构成腺的主要成分
E. 腺细胞大致可分为蛋白质分泌细胞、糖蛋白分泌细胞和类固醇激素分泌细胞

12. 外分泌腺的特点包括(　　)
A. 分泌部可以呈管状,也可呈泡状
B. 有丰富的毛细血管
C. 均有导管
D. 分泌物随血流输送至身体
E. 导管可分支也可不分支

(二)填空题

1. 上皮组织的主要结构特点是细胞________细胞间质________,上皮内没有________,有________。

2. 单层扁平上皮衬贴在________腔面时称________;衬贴在________表面时称________。

3. 假复层纤毛柱状上皮由________、________、________和________细胞组成。

4. 复层扁平上皮的生发层为________,HE 染色的切片中该层细胞胞质呈________性。

5. 电镜观察,上皮细胞的游离面有________、________和________。侧面可见________、________、________和________连接;基底面可见________、________和________。

6. 上皮细胞的极性是指________和________的差别。

7. 微绒毛和纤毛是细胞的________和________向________伸出的细小指状突起,前者胞质内含有________,由________蛋白构成,后者胞质内含有________,其滑动可使________。

8. 上皮的基膜是由________和________构成。

9. 依据________将腺分为________腺和________腺。

(三)名词解释

1. 紧密连接　**2.** 缝隙连接　**3.** 基膜　**4.** 桥粒

5. 内皮

(四) 问答题

1. 上皮组织的一般特征。

2. 详述上皮细胞游离面的特殊结构和功能。

3. 简述上皮细胞基底面的特殊结构与功能。

参考答案

(一) 选择题

A 型题

1. D　2. C　3. B　4. C　5. C　6. A　7. D　8. E
9. B　10. E　11. A　12. D　13. E　14. B　15. C

X 型题

1. BCD　2. ABD　3. ABC　4. D　5. ABC
6. ABC　7. ACB　8. ABCDE　9. AC　10. AD
11. ADE　12. ADE

(二) 填空题

1. 多;少;血管;极性

2. 循环管道;内皮;体腔内;间皮

3. 纤毛柱状细胞;梭形细胞;杯状细胞;锥形细胞

4. 基底层;嗜碱

5. 细胞衣;微绒毛;纤毛;紧密连接;中间连接;桥粒;缝管连接;基膜;质膜内褶;半桥粒

6. 同一细胞的两端在结构;功能上

7. 细胞质;细胞膜;游离面;微丝;肌动蛋白;微管;纤毛摆动

8. 基板;网板

9. 是否有导管;外;内

(三) 名词解释(略)

(四) 问答题(略)

(王燕蓉)

实习三　结缔组织——固有结缔组织

固有结缔组织包括疏松结缔组织、致密结缔组织、网状组织和脂肪组织。这些组织均由较多的细胞外基质(基质和纤维)及较少的细胞组成。与上皮组织相比,细胞数量少,但种类较多,希望同学们在实验过程中理解固有结缔组织细胞形态与功能的关系。

一、目的要求

(1) 掌握疏松结缔组织的几种细胞和纤维的光、电镜形态特点。

(2) 比较疏松结缔组织、致密结缔组织、脂肪组织和网状组织的结构和形态异同。

(3) 了解间充质的形态特点。

二、实习内容

(一) 光镜观察标本

1. 疏松结缔组织

(1) 取材:兔皮下结缔组织铺片。

(2) 染色:醛复红偶氮卡红。

(3) 制片方法:活体注射墨汁或卡红。

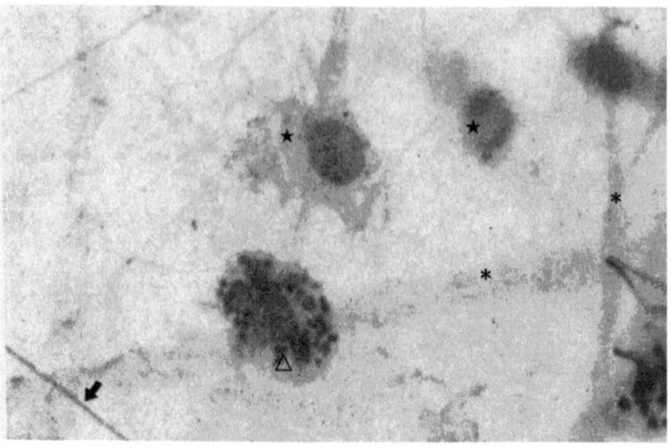

图 3-1　疏松结缔组织(醛复红-偶氮卡红染色,高倍)

↙弹性纤维; * 胶原纤维; ★成纤维细胞; △巨噬细胞

(4) 肉眼观察:铺片呈紫红色,厚薄不一。薄处色浅,可见细丝状结构。

(5) 低倍镜观:选择标本最薄处,见胶原纤维呈粉红色,粗细不等,交织成网。弹性纤维染成蓝色,细丝状,可有分支,交织成网,断端弯曲如卷发状。细胞分散在纤维间(彩图 2)。细胞数量少,主要为成纤维细胞,常用不同的染色方法来显示各种细胞。

(6) 高倍镜观:详细观察两种纤维和两种细胞(图 3-1)。

胶原纤维:量多,染成红色,粗细不等,互相交织成网,可见分支。

弹性纤维:量少,为混杂在胶原纤维束之间的紫蓝色细丝,有分支,相互交织,断端卷曲。

成纤维细胞:数量多,细胞界线不明显,细胞中央有紫红色椭圆形的细胞核。

巨噬细胞:细胞圆形或不规则形,核较小,呈圆形、卵圆形。细胞内有很多大小不一的黑色(墨汁)或红色(卡红)颗粒,故细胞边界较清楚。核较成纤维细胞的核小,染色稍深。有的细胞吞噬颗粒太多,颗粒可掩盖细胞核。

肥大细胞:细胞呈卵圆形,胞质中充满了深蓝色的颗粒。核位于细胞中央(图 3-2)。

2. 疏松结缔组织切片

(1) 取材:狗小肠。

(2) 染色:HE。

(3) 肉眼观察:切片的一面呈紫红色弯曲的一带为黏膜,另一面染色较红的一带为肌层,其间呈淡红色的区域即为黏膜下层的疏松结缔组织。

(4) 低倍镜观:黏膜层细胞密集。黏膜下层的疏松结缔组织着色浅,细胞稀疏。其中可见大小不一的环状结构,为血管。选择结构疏松处观察,可见胶原纤维束被切成大小不一、形状各异的断面,染成深浅不一的红色。弹性纤维也染成红色,分散在胶原纤维间,两者不易区分。纤维间的基质,为均质状,染成淡红色(图 3-3)。

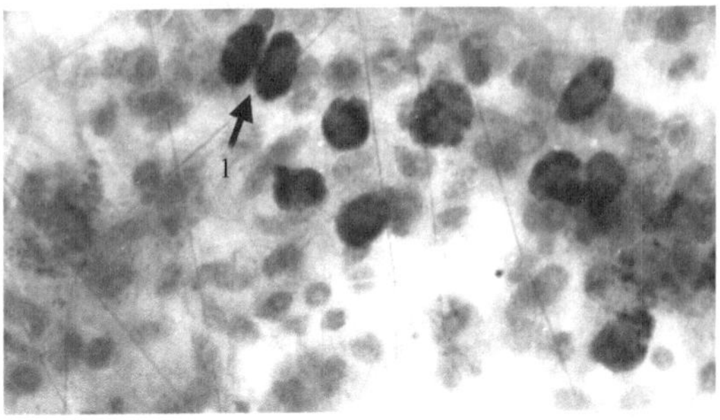

图 3-2　疏松结缔组织(醛复红-偶氮卡红染色,低倍)

1. 肥大细胞

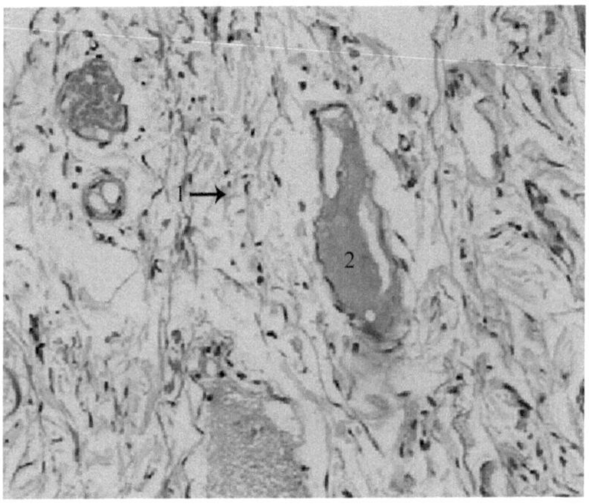

图 3-3　小肠黏膜下层疏松结缔组织(低倍)

1. 纤维断面;2. 血管

(5) 高倍镜观:两种纤维和基质同低倍镜观。胶原纤维呈粉红色不规则形,数量较多,弹性纤维细,较少,也染成粉红色。由于弹性纤维折光性强,将视野光线调暗,前后转动微调时,可见弹性纤维呈折光性强的粉红色,呈短细丝状。

成纤维细胞和纤维细胞:在组织切片中,数量最多,分布最广,大多贴近胶原纤维束。细胞质与基质染色相似,故细胞无明显界限,只能观其核的特点。成纤维细胞的核较大,椭圆形,染色较浅,核仁大而明显。纤维细胞的核较小,椭圆形,染色较深,核仁不甚明显。

浆细胞(图 3-4):在乳腺腺泡周围及消化管等黏膜的结缔组织中较多见。细胞卵圆形,边界清楚,核圆,常偏于细胞的一侧,染色质成粗大块状,靠近核膜,呈车轮状分布,核仁位于中央。细胞质弱嗜碱性(紫蓝色),核周有一小带嗜碱性不强,即浅染区。(*思考:为什么细胞质弱嗜碱性?与细胞功能有什么关系?*)

3. 致密结缔组织

(1) 取材:人足底皮。

(2) 染色:HE。

(3) 肉眼观察:为一脚掌面皮肤及皮下组织的切面,凸面为掌侧游离面。

(4) 低倍镜观:注意比较致密结缔组织和疏松结缔组织的各自的特点。从掌侧游离面开始观察。浅表为角化的复层扁平上皮——表皮,镜下见角化层呈深染的粉红色,无细胞结构。真皮为不规则致密结缔组织,呈浅粉色。详细观察真皮较深部分(图 3-5)。胶原纤维多,呈粗大的纤维束,交错成网,故被切成不同的断面。细胞散在纤维之间,主要是成纤维细胞和纤维细胞。

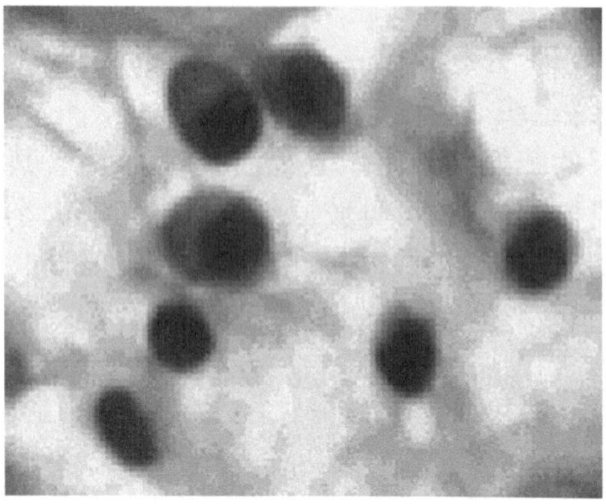

图 3-4 乳腺浆细胞(高倍)

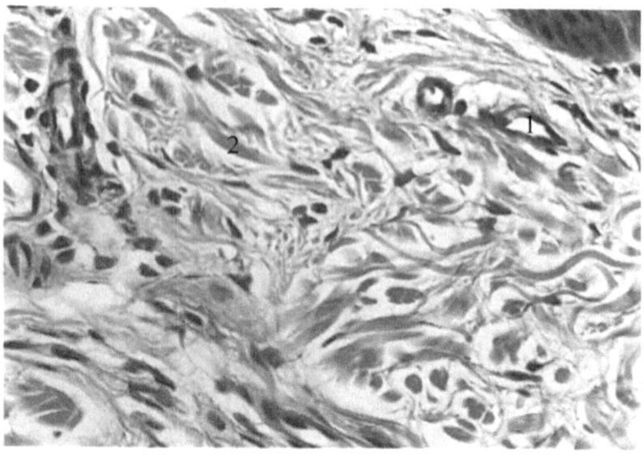

图 3-5 人真皮致密结缔组织(高倍)
1. 血管;2. 粗大纤维断面

(二)示教

规则致密结缔组织(肌腱) 染成红色的胶原纤维紧密平行排列,集合成束,在纤维束之间有细长的蓝色的核——腱细胞核。

练 习 题

(一)选择题

A 型题

1. 对于间充质细胞的错误描述是( )
A. 呈星状,细胞间以突起相互连接成细胞网
B. 细胞核大,染色浅,核仁明显
C. 分化程度很低,有很强的分裂分化能力
D. 在胚胎时期能分化成多种结缔组织细胞、内皮细胞和平滑肌细胞等
E. 成体的结缔组织内仍含大量间充质细胞

2. 对于成纤维细胞的描述,哪一项不正确( )
A. 是疏松结缔组织的主要细胞
B. 细胞呈扁平、多突样,细胞核扁卵圆形,较大,核仁明显
C. 细胞质较丰富,呈弱嗜碱性
D. 细胞质较丰富,呈弱嗜酸性
E. 电镜下,细胞质内富含粗面内质网和发达的高尔基复合体

3. 对于浆细胞的描述,哪一项错误( )
A. 呈圆形或卵圆形
B. 细胞核染色质成粗块状,沿核膜内面呈辐射状排列
C. 细胞质丰富,呈嗜碱性,核旁有一浅染区
D. 电镜下,胞质内含有少量粗面内质网和游离核糖体
E. 发达的高尔基复合体和中心体位于核旁浅染区内

4. 对于肥大细胞的描述,哪一项错误( )
A. 细胞质内充满异染性的嗜碱性颗粒
B. 颗粒内含组胺、嗜酸粒细胞趋化因子和肝素
C. 颗粒内含组胺、嗜酸粒细胞趋化因子、肝素和白三烯
D. 颗粒内还含有类胰蛋白酶、胃促胰酶和糜蛋白酶
E. 多见于小血管和小淋巴管周围,主要参与机体的过敏反应

5. 细胞质内含有白三烯的细胞是( )
A. 巨噬细胞　B. 嗜酸粒细胞
C. 淋巴细胞　D. 肥大细胞
E. 中性粒细胞

6. 巨噬细胞的前身细胞是( )
A. 淋巴细胞　B. 嗜酸粒细胞
C. 单核细胞　D. 嗜碱粒细胞
E. 中性粒细胞

7. 对于单泡脂肪细胞特点的描述，错误的是（ ）
A. 细胞体积大，常呈圆球形或相互挤压成多边形
B. 细胞核被挤压成扁圆形，位于细胞一侧
C. 细胞质被许多小脂滴挤到细胞周缘，成为薄层包绕脂滴
D. HE 染色标本中，脂滴被溶解，细胞呈空泡状
E. 常沿血管分布，单个或成群存在

8. 对于组织液的描述，错误的是（ ）
A. 是从毛细血管动脉端渗入基质中的液体
B. 是经毛细血管静脉端回流后剩余的液体
C. 在基质中处于动态平衡
D. 对组织和细胞的代谢起重要作用
E. 组织液最终回流入血管或淋巴管中

9. 以下哪一种细胞产生纤维和基质（ ）
A. 巨噬细胞 B. 肥大细胞
C. 浆细胞 D. 成纤维细胞
E. 脂肪细胞

10. 产生抗体的细胞是（ ）
A. B 细胞 B. 浆细胞
C. 巨噬细胞 D. 中性粒细胞
E. 肥大细胞

11. 关于胶原纤维的描述，哪一项错误（ ）
A. 纤维粗细不等，韧性大，抗拉力强
B. HE 染色标本上呈嗜酸性，染成粉红色
C. 新鲜时呈白色，又名白纤维
D. 化学成分为Ⅰ型和Ⅲ型胶原蛋白
E. 电镜下，由微原纤维黏合而成

12. 对于规则致密结缔组织的描述，哪一项错误（ ）
A. 主要构成肌腱和腱膜，使骨骼肌附于骨上
B. 大量胶原纤维顺受力方向排列成束
C. 腱细胞很多，位于纤维束之间
D. 腱细胞是一种特殊的成纤维细胞
E. 腱细胞胞体伸出多个薄翼状突起插入纤维束之间

13. 对于黄色脂肪组织的描述，哪一项错误（ ）
A. 为通常所说的脂肪组织
B. 在人呈黄色，在某些哺乳动物呈白色
C. 由大量多泡脂肪细胞聚集而成
D. 见于皮下组织、网膜和肠系膜等处
E. 具有储存脂肪和维持体温等作用

14. 对于棕色脂肪组织的描述，正确的是（ ）
A. 棕色脂肪组织中的毛细血管较少
B. 由单泡脂肪细胞组成
C. 脂肪细胞内线粒体甚少
D. 在成人极少，新生儿及冬眠动物较多
E. 在寒冷刺激下，脂类分解、氧化，产生大量热能

X 型题

1. 结缔组织的结构和功能特点是（ ）
A. 由细胞和大量细胞外基质构成
B. 细胞具有极性
C. 细胞外基质包括无定形基质和纤维
D. 细胞外基质中含组织液
E. 具有连接、支持、营养、运输、保护等多种功能

2. 固有结缔组织（ ）
A. 指广义上的结缔组织
B. 多呈固态存在
C. 由胚胎时期的间充质发生而来
D. 在体内广泛分布
E. 包括疏松结缔组织、致密结缔组织、脂肪组织和网状组织

3. 胶原纤维的特性是（ ）
A. 新鲜时呈白色，又名白纤维
B. 化学成分为Ⅰ型和Ⅳ型胶原蛋白
C. 由微原纤维借少量黏合质黏结而成
D. 韧性大，抗拉力强
E. 所含胶原蛋白易被胃蛋白酶消化

4. 网状纤维不同于胶原纤维的特点是（ ）
A. 由胶原蛋白构成
B. 在 HE 染色标本上不可见
C. PAS 反应阳性
D. 具有嗜银性
E. 电镜下可见周期性横纹

（二）填空题

1. 一般所说的结缔组织是指________，广义的结缔组织还包括________、________和________。

2. 结缔组织起源于胚胎时期的________，成体结缔组织内还有少量较原始的细胞，称为________。

3. 结缔组织中数量最多、分布最广的细胞是________；常沿小血管分布的细胞是________。

4. 组织受损伤后，结缔组织中的________分裂增殖最快，起修补作用；慢性炎症部位较多见的细胞是________、________和________。

5. 肥大细胞释放的________、________可使细支气管平滑肌收缩及毛细血管扩张，________具有抗凝血作用。

6. 肌腱是由大量平行排列的________组成，腱细胞是一种特殊的________。

（三）名词解释

1. 细胞外基质 2. 组织液 3. 嗜银纤维

（四）问答题

1. 试述成纤维细胞结构与功能的关系。

2. 试述浆细胞的来源、光镜及电镜结构特点、分布和功能。

3. 试述肥大细胞的来源、光镜及电镜结构、分布和功能。

参考答案

（一）选择题

A 型题

1. E 2. D 3. D 4. C 5. D 6. C 7. C 8. B 9. D 10. B 11. E 12. C 13. C 14. D

X 型题

1. ACDE 2. CDE 3. ADE 4. BCD

（二）填空题

1. 固有结缔组织；血液；软骨；骨

2. 间充质；未分化的间充质细胞

3. 成纤维细胞；肥大细胞

4. 成纤维细胞；浆细胞；巨噬细胞；淋巴细胞

5. 组胺；白三烯；肝素

6. 胶原纤维；成纤维细胞

（三）名词解释（略）

（四）问答题（略）

（王燕蓉）

实习四　结缔组织——软骨和骨

软骨与骨共同构成身体的支架，分别由软骨组织与骨组织组成，这两种组织是高度分化的结缔组织。

一、目的要求

（1）掌握软骨、骨的组织结构特点。

（2）区别三种软骨的特点。

（3）了解骨发生的基本过程，重点是长骨发生，要求在一个切面上了解软骨内成骨几个区域的特点，从静态图像思考动态的演变过程。

二、实习内容

（一）光镜观察切片

1. 透明软骨

（1）取材：狗气管。

（2）染色：HE。

（3）肉眼观察：部分气管横切面，管壁内蓝色的区域为软骨。

（4）低倍镜观：找着软骨区，内外两边缘可见软骨膜，为致密结缔组织，染成粉红色。两边缘的软骨膜之间为软骨组织，两者无明显界限，相移行。软骨组织内有软骨细胞和细胞间质（图4-1a）。

基质：位于软骨膜下方的基质染成粉红色，近中央的基质染成蓝色。

纤维：不显（胶原原纤维）。

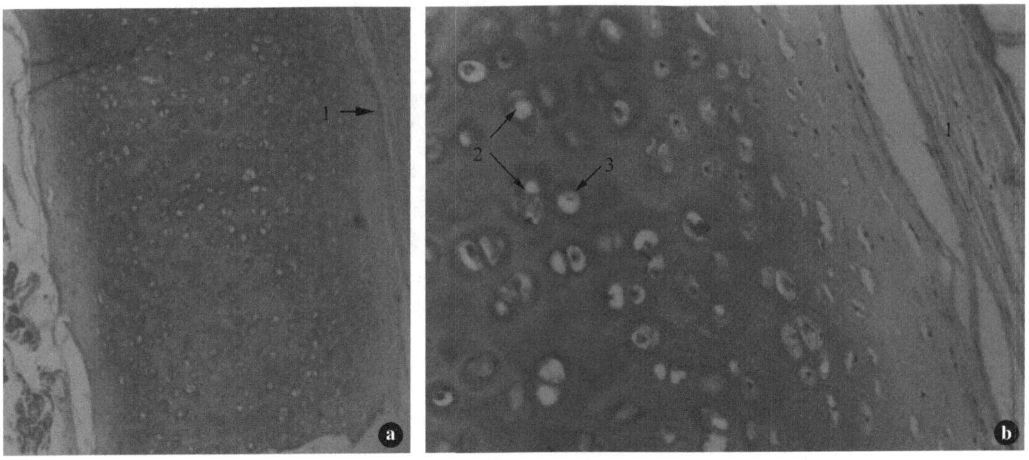

图4-1　狗气管壁透明软骨

a. 低倍镜；b. 高倍镜

1. 软骨膜；2. 同源细胞群；3. 软骨囊

细胞——软骨细胞:散在基质内,软骨膜下方的软骨细胞较小,呈梭形,单独存在,近中央则渐大,呈三角形、椭圆形,并3~5个成群存在,为同源细胞群。

(5) 高倍镜观:详细观察软骨细胞的形态(图4-1 b)。软骨细胞位于强嗜碱性的环——软骨囊内,制片中细胞因固定脱水而收缩,故呈不规则形,常见细胞外围留有白色空隙——软骨陷窝,生活时细胞充满其中,细胞核圆形,位中央染成蓝色,细胞质浅紫红色。

2. 骨组织

(1) 取材:人骨磨片。

(2) 染色:大力紫浸染。

(3) 肉眼观察:磨薄的骨片,呈紫蓝色。

(4) 低倍镜观:光放暗,可见骨组织的板层结构。

环骨板:分布于骨干的外周部及近骨髓腔的内侧部,分别为外环骨板及内环骨板。

外环骨板:临近骨干外表面的十多层骨板,与骨干表面平行排列,较平整。

内环骨板:临近骨髓腔的几层骨板,依骨髓腔面平行排列,不平整。横向贯穿内、外骨板的管道,为穿通管。

骨单位(哈弗斯系统):位内、外环骨板之间,骨单位中央有一个纵行管道——中央管,被横断,周围是同心圆排列的骨板,骨板之间或骨板内紫黑色菱形小腔——骨陷窝,联结各陷窝的紫黑色细线条——骨小管。

间骨板:夹于骨单位之间,不规则的骨板。

(5) 高倍镜观:进一步观察骨陷窝、骨小管及骨板的形态(图4-2)。

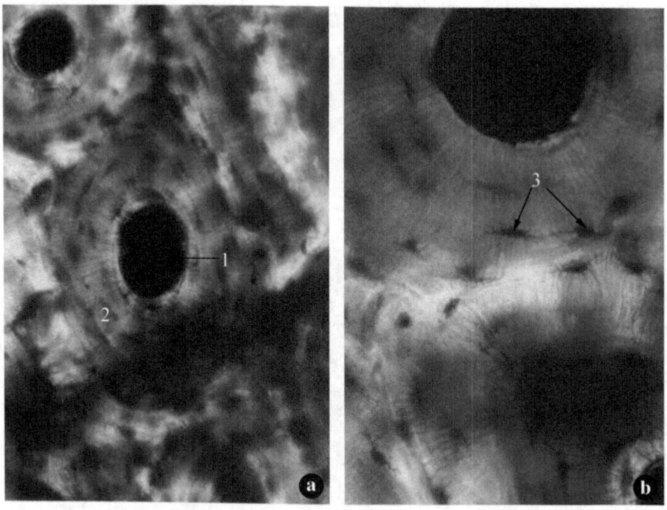

图4-2 人骨单位(大力紫浸染)

a. 低倍镜;b. 高倍镜

1. 哈弗斯管;2. 哈弗斯骨板;3. 骨陷窝

3. 长骨形成过程

(1) 取材:婴儿指骨。

(2) 染色:HE。

(3) 肉眼观察:婴儿手指纵切面,表面被覆皮肤,手指背侧尖端可见指甲附着,指内有三块指骨。仔细观察,可见指关节,染色浅的部分是软骨组织,深色部分是已经形成的骨组织和骨髓,浅深交界处是成骨过程进行的部分。

(4) 低倍镜观:选择一节指骨,由软骨部位开始观察,逐渐向骨干部分移动,可以看到以下几个连续而又有顺序的变化(彩图3)。

静止软骨区(软骨储备区):最近关节区,范围较大的部分,软骨细胞数目多,体积较小。

软骨增生区:软骨细胞分裂繁殖,细胞多而扁,顺着骨的长轴排列成行。

软骨钙化区:细胞显著肥大,细胞核缩小色深;细胞质空泡状,或细胞退化。排列成行的软骨细胞之间基质只剩薄层,软骨基质内有钙盐沉着,染色较深。

骨化区:近骨髓腔,软骨破坏,在残余软骨的表面,被覆盖着粉红色的新生骨组织。这种骨组织形态不规则,其间的小腔为初级骨髓腔。骨干段可见大的骨髓腔,充满骨髓组织。骨干处可见红色骨组织,由膜性骨发生形成。骨干的最外一层较厚的致密结缔组织即骨外膜。

(5) 高倍镜观:详细观察骨原细胞、成骨细胞和破骨细胞的结构。

骨原细胞:在骨外膜或骨内膜的内层,细胞梭形,核卵圆,胞质少,弱嗜碱性。

成骨细胞:位于成骨区某些骨组织的边缘处,成行排列。细胞立方形或多边形,核椭圆形,细胞质弱嗜碱性(幼稚细胞)或嗜酸性(衰老细胞)。

破骨细胞:也位于成骨区某些组织的边缘,胞体特大,有多个细胞核,细胞质嗜酸性。请在软骨钙化区与骨化区交界处观察。

(二) 示教

1. 弹性软骨　显示软骨内染成棕褐色的弹性纤维,密集纵横交错成网。

2. 纤维软骨　软骨内染成粉红色的胶原纤维,成束平行或交叉排列。

3. 成骨细胞　位于成骨区某些骨组织的边缘处,成行排列。细胞立方形或多边形。

4. 破骨细胞　胞体特大,有多个细胞核,细胞质嗜酸性。

练　习　题

(一) 选择题

A 型题

1. 成骨细胞的结构特点不包括(　　)

A. 细胞呈矮柱状或立方形

B. 细胞核大,核仁明显

C. 胞质嗜酸性

D. 高尔基复合体和粗面内质网发达

E. 相邻细胞之间可形成缝隙连接

2. 有关破骨细胞的结构和功能,哪一点是错误的(　　)

A. 细胞大,胞质嗜酸性

B. 含有一个巨大的细胞核

C. 胞质含许多溶酶体和吞噬泡

D. 接触骨基质的细胞表面有皱褶缘

E. 属于单核吞噬细胞系统

3. 长骨增长的主要原因是(　　)

A. 初级骨化中心的出现

B. 次级骨化中心的出现

C. 骨领的出现

D. 骨膜内成骨细胞的成骨

E. 骺板软骨的不断生长和骨化

4. 软骨囊是指(　　)

A. 软骨表面的疏松结缔组织

B. 软骨表面的致密结缔组织

C. 软骨细胞周围的软骨基质

D. 软骨细胞周围的胶原纤维

E. 软骨细胞所在的空腔

5. HE 染色的透明软骨切片中看不到纤维的原因是(　　)

A. 软骨组织不含纤维

B. 纤维在 HE 染色中不着色

C. 纤维平行排列

D. 纤维密集排列
E. 纤维与基质的折光率相同

6. 相邻骨细胞突起间有(　　)
A. 桥粒　B. 半桥粒
C. 缝隙连接　D. 中间连接
E. 紧密连接

7. 骨陷窝和骨小管内除含骨细胞及其突起外还有(　　)
A. 毛细血管　B. 毛细淋巴管
C. 神经末梢　D. 组织液
E. 结缔组织

8. 长骨骨干内的血管穿行于(　　)
A. 穿通管和中央管　B. 中央管和骨陷窝
C. 骨陷窝和骨小管　D. 穿通管和骨陷窝
E. 中央管和骨小管

9. 分泌类骨质的细胞是(　　)
A. 间充质细胞　B. 骨原细胞
C. 成骨细胞　D. 破骨细胞
E. 软骨细胞

10. 骨板的组成主要是(　　)
A. 平行排列的细胞
B. 平行排列的细胞和骨盐
C. 交叉排列的胶原纤维和骨盐
D. 平行排列的胶原纤维和骨盐
E. 交叉排列的胶原纤维和细胞

11. 与透明软骨比较,纤维软骨的主要特征是(　　)
A. 软骨基质较多
B. 基质中含大量胶原纤维束
C. 无同源细胞群
D. 软骨陷窝不明显
E. 无软骨囊

12. 弹性软骨见于(　　)
A. 关节盘　B. 椎间盘
C. 耳廓　D. 气管
E. 关节软骨

13. 软骨分类的依据是(　　)
A. 软骨细胞的数量
B. 软骨细胞的形态
C. 软骨基质中硫酸软骨素的含量
D. 软骨基质中纤维的种类和数量
E. 软骨的功能

X 型题

1. 软骨组织与固有结缔组织的不同在于(　　)
A. 软骨组织由细胞和细胞外基质构成
B. 软骨组织的细胞只有软骨细胞
C. 软骨基质呈固态
D. 软骨组织内无血管和神经
E. 软骨组织只含胶原纤维

2. 骺板软骨(　　)
A. 是纤维软骨
B. 位于长骨的骨骺和骨干之间
C. 在机体发育期,其软骨细胞不断增殖
D. 是长骨增长的结构基础
E. 青春期之后软骨钙化为骺线

3. 骨组织十分坚硬的原因包括(　　)
A. 基质内含大量骨盐
B. 羟磷灰石结晶与胶原原纤维紧密结合
C. 胶原纤维排列成层,相邻两层相互垂直
D. 骨基质结构呈板层状
E. 骨细胞与羟磷灰石结晶紧密结合

4. 骨原细胞可直接分化为(　　)
A. 成骨细胞　B. 骨细胞
C. 成软骨细胞　D. 软骨细胞
E. 破骨细胞

5. 影响骨生长的因素包括(　　)
A. 遗传因素　B. 激素
C. 维生素　D. 营养
E. 细胞外钙

(二) 填空题

1. 软骨组织的分类是根据所含________的不同,三种软骨组织共同的结构特点是有________。

2. 软骨陷窝内有________,软骨囊内基质含________较多,故染色呈________。

3. 软骨生长的两种方式是________和________;前者是通过软骨内________的长大和分裂并产生________,后者是通过________内的________分裂增生,进而分化为________。

4. 骨组织由________和四种细胞组成,四种细胞中的________位于________内,其余三种细胞位于________。

5. 骨细胞胞体所在腔隙称________,细胞突起所在的腔隙称________,这些腔隙内还含有________。

6. 三种软骨中________较多见,耳廓内的软骨是________,椎间盘的软骨是________。

7. 骨基质中的有机成分中含量较多的是________,无机成分的化学组成称为________。

8. 血管和神经穿过长骨环骨板的通道称________,纵行穿过长骨骨质的通道称________,这些通道均

与骨质的________相通连,三者内均含有________。

9. 骨发生的两种方式是________和________,骨生长发育过程中________和________两种现象并存且相辅相成。

10. 众多激素影响骨的生长发育,其中的________可刺激成骨细胞的造骨作用,________可刺激破骨细胞的溶骨作用。

(三) 名词解释

1. 同源细胞群　**2.** 哈弗斯系统　**3.** 骨板　**4.** 骨领

(四) 问答题

1. 试比较透明软骨、弹性软骨和纤维软骨的组织结构异同。

2. 试述长骨骨干密质骨的结构特点。

3. 试述骨是如何加长和增粗的。

参考答案

(一) 选择题

A 型题

1. C　**2.** B　**3.** E　**4.** C　**5.** E　**6.** C　**7.** D　**8.** A　**9.** C　**10.** D　**11.** B　**12.** C　**13.** D

X 型题

1. BCD　**2.** BCD　**3.** ABCD　**4.** AC　**5.** ABCDE

(二) 填空题

1. 纤维;同源细胞群

2. 软骨细胞;硫酸软骨素;强嗜碱性

3. 间质生长;外加生长;软骨细胞;基质和纤维;软骨膜;骨原细胞;软骨细胞

4. 钙化的细胞间质;骨细胞;骨基质;骨组织的边缘

5. 骨陷窝;骨小管;组织液

6. 透明软骨;弹性软骨;纤维软骨

7. 胶原纤维;羟磷灰石结晶

8. 穿通管;中央管;骨小管;组织液

9. 膜内成骨;软骨内成骨;骨组织形成;骨组织分解吸收

10. 降钙素;甲状旁腺激素

(三) 名词解释(略)

(四) 问答题(略)

(蔡玉芳)

实习五　结缔组织——血液

血液是一种流动的结缔组织,其组成包括血浆和血细胞,血浆相当于一般结缔组织的细胞外基质,血细胞分为红细胞、白细胞和血小板。

一、目 的 要 求

(1) 通过观察血涂片,掌握各种血细胞的形态结构及染色特点。

(2) 掌握各种血细胞正常值。

(3) 学会正确使用油镜观片。

二、实 习 内 容

(一) 光镜观察标本

1. 取材　正常人末梢血涂片。

2. 染色　Wright 染色。

3. 肉眼观察　正常成人末梢血。

4. 低、高倍镜观　找涂片较薄的地方,可见:

(1) 大量暗红色的、圆形的、无核红细胞。

(2) 少量的大小不等的,有紫蓝色核的白细胞。

(3) 散在的、体积甚小的不规则、成群的血小板。

5. 油镜观　详细观察各种血细胞的形态结构及染色特点(彩图4)。

(1) 红细胞:圆盘状无核细胞,胞质暗红色,中央染色浅,周边染色深。

(2) 中性粒细胞:白细胞中数目最多的一种,圆形,体积比红细胞大,核紫蓝色,分2~5叶(少见杆状核),叶间有细丝相连,胞质粉红色,其中含有细小、分布均匀、染成紫红色的颗粒。

(3) 嗜酸粒细胞:数量少,圆形,体积较中性粒细胞稍大,核多分为两叶,似"八字形",叶间有细丝相连,胞质粉红色,其中含有粗大、大小一致、分布均匀、染成橘红色的嗜酸性颗粒。

(4) 嗜碱粒细胞:数目极少,圆形,体积似中性粒细胞,核分为2~3叶,不规则,色浅,胞质中有大小不等、分布不均匀、染成紫蓝色的嗜碱性颗粒,常覆盖在核上。

(5) 淋巴细胞:数量较多,圆形或卵圆形,一侧常有凹陷,胞质较少,天蓝色,常成窄环围绕着胞核,偶尔可见少量粗大、分布不均匀的紫色的嗜天青颗粒。

(6) 单核细胞:数量较少,是血液中体积最大的细胞,圆形或卵圆形,核肾形或马蹄形,染色浅,呈疏松网状,胞质较多呈灰蓝色,可见散在的、细小的、紫色嗜天青颗粒。

(7) 血小板:形态不规则,常聚集成团或群,可分为周边浅蓝色的透明区和中央含有紫色颗粒的颗粒区。

(8) 计数:油镜下观察100个白细胞,且计算百分比。

(二) 示教

(1) 嗜酸粒细胞。

(2) 嗜碱粒细胞。

练 习 题

(一) 选择题

A 型题

1. 观察血细胞常用的方法是( )

A. 石蜡切片、HE 染色

B. 冰冻切片、HE 染色

C. 涂片、HE 染色

D. 涂片、Wright 或 Giemsa 染色

E. 石蜡切片、Wright 或 Giemsa 染色

2. 中性粒细胞的嗜天青颗粒内含有( )

A. 碱性磷酸酶

B. 吞噬素和溶菌酶

C. 酸性磷酸酶和髓过氧化物酶

D. 组胺酸

E. 芳基硫酸酯酶

3. 关于红细胞描述错误的是( )

A. 有细胞核,无细胞器

B. 胞质中充满血红蛋白

C. 细胞呈双凹圆盘状

D. 细胞膜上有 ABO 血型抗原

E. 向全身的组织和细胞供给氧气,带走二氧化碳

4. 关于嗜酸粒细胞描述正确的是( )

A. 胞质的特殊颗粒含有组胺

B. 在发生急性细菌性炎症时显著增多

C. 来自多核巨细胞

D. 细胞核常分为 4 ~ 5 叶

E. 在过敏性疾病和寄生虫病时增多

5. 关于中性粒细胞描述错误的是( )

A. 占白细胞总数的比例最高

B. 细胞核呈杆状或分叶状

C. 胞质中含嗜天青颗粒和特殊颗粒

D. 在急性细菌性疾病时明显增多

E. 胞质的特殊颗粒含组胺、肝素和白三烯

6. 关于嗜碱粒细胞描述正确的是( )

A. 占白细胞总数的比例最高

B. 细胞质具有强嗜碱性

C. 胞核呈圆形

D. 胞质中含嗜碱性特殊颗粒

E. 在急性细菌性感染疾病时明显增多

7. 关于血小板描述正确的是( )

A. 是有核的细胞

B. 细胞直径 7 ~ 8μm

C. 胞质中有嗜碱性的特殊颗粒

D. 胞质的特殊颗粒含组胺和肝素

E. 在止血和凝血过程中起重要作用

8. 关于单核细胞描述错误的是( )

A. 占白细胞总数的 3% ~ 8%

B. 是最大的白细胞

C. 细胞核呈椭圆形或肾形,着色较浅

D. 胞质中含许多细小的嗜天青颗粒

E. 胞质分隔成许多小区,脱落后形成血小板

9. 煌焦油蓝活体染色时网织红细胞中的蓝色细网或颗粒是( )

A. 残存的滑面内质网

B. 残存的多聚核糖体

C. 残存的溶酶体

D. 残存的线粒体

E. 残存的高尔基复合体

10. 多能造血干细胞是( )

A. 发生各种血细胞的原始细胞

B. 是一种小淋巴细胞

C. 不能以自我复制的方式进行细胞繁殖

D. 起源于胚胎外胚层

E. 它的形态和结构与大淋巴细胞相似

11. 血细胞最早出现的部位是( )

A. 卵黄囊血岛　B. 骨髓

C. 肝　D. 淋巴结

E. 脾

12. 关于血细胞发生过程描述错误的是( )

A. 分原始、幼稚和成熟 3 个阶段

B. 胞体由大变小,巨核细胞由小变大

C. 细胞分裂能力从无到有

D. 细胞核由大变小, 巨核细胞核由小变大,红细胞核消失

E. 细胞质嗜碱性由强渐弱,但淋巴细胞除外

13. 红细胞的平均寿命是( )

A. 7 天　B. 14 天

C. 30 天　D. 120 天

E. 1 年

X 型题

1. 分辨三种有粒白细胞的依据是( )

A. 细胞的大小

B. 细胞核的形状和分叶

C. 胞质的颜色
D. 特殊颗粒的大小和染色特征
E. 有无溶酶体

2. 嗜酸粒细胞含有(　　)
A. 中性颗粒　　B. 特殊颗粒
C. 异染性颗粒　　D. 酸性磷酸酶
E. 组胺酶

3. 具有吞噬能力的细胞是(　　)
A. 淋巴细胞　　B. 嗜酸粒细胞
C. 肥大细胞　　D. 中性粒细胞
E. 浆细胞

4. 单核细胞(　　)
A. 逸出血管后分化为巨噬细胞
B. 由淋巴组织发生
C. 含有许多嗜天青颗粒
D. 核呈分叶状
E. 来自巨核细胞

5. 嗜酸粒细胞的功能是(　　)
A. 吞噬抗原抗体复合物
B. 杀灭寄生虫
C. 减轻过敏反应
D. 特殊颗粒的内容物可使血管扩张
E. 增强过敏反应

(二) 填空题

1. 血涂片通常采用的是________或________染色法。

2. 红细胞数量少于________或血红蛋白量低于________,则为贫血。

3. 正常成人外周血液的白细胞数量值是________,其中中性粒细胞占________,嗜酸粒细胞占________,嗜碱粒细胞占________,淋巴细胞占________,单核细胞占________。

4. 血细胞中的________与肥大细胞功能相似,它们均可分泌________、________和________。

5. 红细胞寿命约为________,衰老的红细胞大多在________、________和________等器官内被________吞噬。

6. 红细胞破裂,血红蛋白逸出,称之为________,残留的红细胞膜囊称为________。

7. 嗜碱粒细胞和肥大细胞胞质内的颗粒在染色特性方面均具有________,它们释放的一种物质________不存在于颗粒内,故释放缓慢。

8. 当机体受到细菌感染时,外周血液中的________数量增多,其中尤以________比例为高。

9. 血小板是由骨髓内的________的胞质脱落而形成,它在________中起重要作用。

10. 外周血液中的淋巴细胞中以________数量最多,其次是________。

11. 红细胞和粒细胞等的发生一般可分为三个阶段,即________、________和________。

(三) 名词解释

1. 网织红细胞　**2.** 中性粒细胞　**3.** 嗜酸粒细胞
4. 造血干细胞

(四) 问答题

1. 有粒白细胞的分类及各类的结构特点。
2. 无粒白细胞的分类及各类的结构特点。
3. 血细胞发生过程中的形态演变规律。

参考答案

(一) 选择题

A 型题

1. D　**2.** C　**3.** A　**4.** E　**5.** E　**6.** D　**7.** E　**8.** E
9. B　**10.** A　**11.** A　**12.** C　**13.** D

X 型题

1. BCD　**2.** BDE　**3.** BD　**4.** AC　**5.** ABC

(二) 填空题

1. Wright; Giemsa
2. 3.0×10^{12}/L;100g/L
3. (4 ~ 10) $\times10^{9}$/L;50% ~ 70%;0.5% ~ 3%;0% ~ 1%;10% ~ 30%;3% ~ 8%
4. 嗜碱粒细胞;组胺;白三烯;肝素
5. 120 天;脾;骨髓;肝;巨噬细胞
6. 溶血;血影
7. 异染性;白三烯
8. 白细胞;中性粒细胞
9. 巨核细胞;止血和凝血
10. T 淋巴细胞;B 淋巴细胞
11. 原始阶段;幼稚阶段;成熟阶段

(三) 名词解释(略)

(四) 问答题(略)

(蔡玉芳)

实习六　肌　组　织

肌组织主要由肌细胞组成。细胞间有少量的结缔组织以及血管和神经，细胞呈纤维形，故称肌纤维。肌纤维的细胞膜称肌膜，细胞质称肌质，肌质内有许多平行排列的肌丝，它是肌纤维舒缩功能的主要物质基础。据结构和功能的特点，肌组织分为骨骼肌、心肌和平滑肌三类。骨骼肌和心肌属于横纹肌。骨骼肌受躯体神经支配，属随意肌；心肌和平滑肌受自主神经支配，属不随意肌。

一、目 的 要 求

(1) 掌握三种肌纤维不同切面形态结构特点。

(2) 掌握骨骼肌的超微结构。

(3) 熟悉骨骼肌的收缩原理。

二、实 习 内 容

光镜观察切片

1. 骨骼肌

(1) 取材：兔骨骼肌。

(2) 染色：HE。

(3) 肉眼观察：可见两块组织。一块是长方形，显示纵行条纹，即纵切面，一块是不规则形，即横切面。

1) 纵切面

低倍镜观：肌纤维呈长带状，平行排列不分枝，每条带状结构的周边（即肌纤维周边）有多个长椭圆形紫蓝色细胞核。胞质嗜酸性，红色均匀一片。

高倍镜观：光放暗，可见肌质中有纵行的细丝样的结构即肌原纤维；互相排列很紧密。肌纤维上见有明暗相间的横纹（图6-1）。

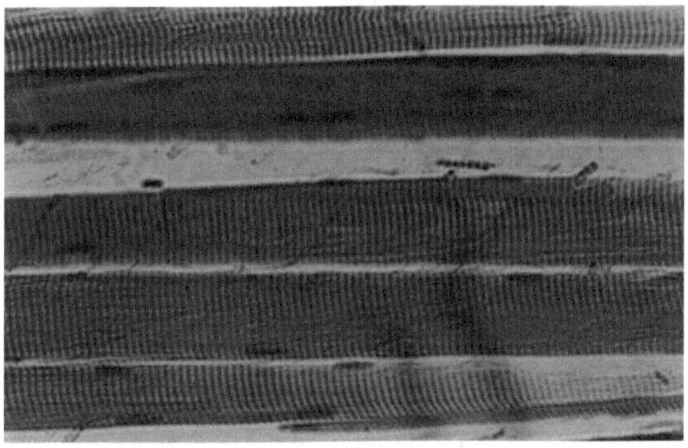

图6-1　兔骨骼肌纵切面（高倍）

2) 横切面

低倍镜观：肌纤维的横断面呈不规则小区，核在周边，位肌膜下；肌质呈均匀红色。肌纤维集合成束，束间有结缔组织、血管、神经。

高倍镜观：肌纤维内的肌原纤维呈小点状分布。肌纤维周边较暗的细线是肌膜，肌细胞核紫蓝色，位于肌纤维周边（图6-2）。

2. 心肌

(1) 取材：人心乳头肌。

(2) 染色：HE。

（3）肉眼观察：一块染成红色的心肌组织，心肌纤维大部分被纵切。

（4）低倍镜观：心肌纤维大部分被纵切，心肌纤维细短，有分支互相连接成网。每条肌纤维只有 1 ~2 个卵圆形的核，位于细胞中央。胞质粉红色。

（5）高倍镜观：光稍暗，可见心肌纤维内纵行的粉红色的肌丝束及明暗相间的横纹。心肌纤维交界处有深色线条称闰盘，与肌纤维的纵轴垂直。有的呈直线，有的呈阶梯状（图 6-3）。

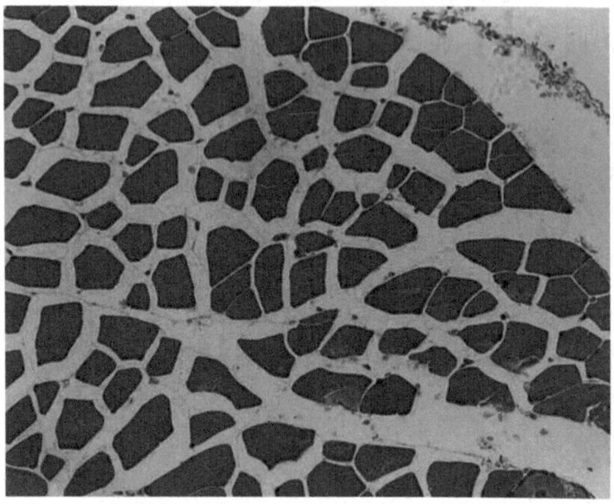

图 6-2　兔骨骼肌横切面（高倍）

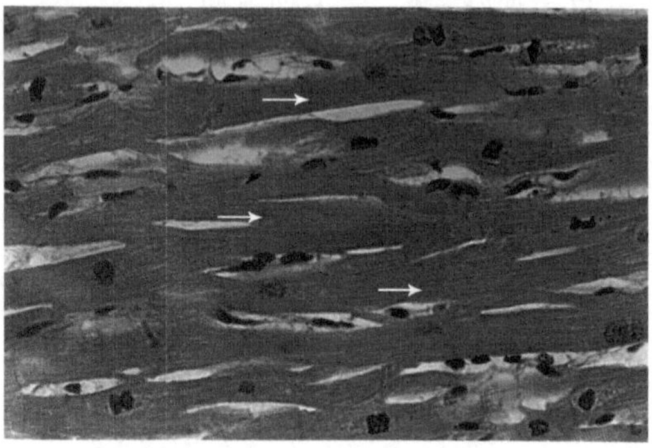

图 6-3　人心乳头肌纵切面（高倍）
→闰盘

3. 心肌

（1）取材：兔心壁。

（2）染色：碘酸钠-苏木精。

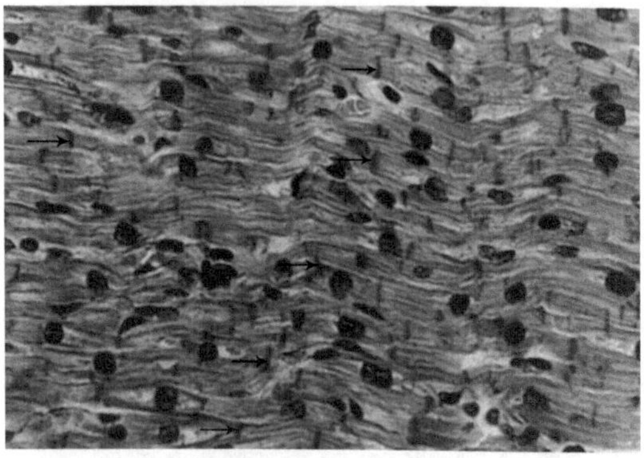

图 6-4　兔心壁（碘酸钠-苏木精染色，高倍）
→闰盘

（3）肉眼观察：为一紫蓝色的组织。

（4）低倍镜观：可见组织块内心肌被纵切、横切和斜切。中央有许多细长的心肌纤维，分支相连成网，网眼间有结缔组织及血管。

（5）高倍镜观：选择典型的心肌纤维纵断面观察。心肌纤维肌膜较薄，细胞核染成紫蓝色，每条肌纤维有 1 ~2 个核，卵圆形，位于细胞中央，胞质呈浅灰蓝色，肌纤维上有同骨骼肌相同的横纹，心肌纤维交界处的蓝色线条即闰盘，有的呈直线，有的呈阶梯状（图 6-4）。

4. 平滑肌

（1）取材：狗小肠。

（2）染色：HE。

（3）肉眼观察：为小肠壁的纵切面，外周红色部分为平滑肌组织。

（4）低倍镜观：找着平滑肌区域，小肠壁上的平滑肌有两层，内层的肌纤维被横断，外层的被纵断，肌层间有肌间神经丛及少量结缔组织。

(5) 高倍镜观:分别观察平滑肌的纵、横切面。

纵切面:肌纤维呈长梭形,核一个,长杆状或椭圆形,位中央,着色较浅可见核仁。肌质嗜酸性,染成红色,肌纤维平行排列。

横切面:肌纤维呈大小不等的圆形或卵圆形,有的有核,有的无核。有核的断面直径大,核圆形居中央,周围有少量细胞质(彩图5)。

练 习 题

(一) 选择题

A 型题

1. 骨骼肌纤维形成横纹是因为( )

A. 多个细胞核横向规律排列

B. 肌质内线粒体横向规律排列

C. 质膜内褶形成的横小管规律排列

D. 明带和暗带内肌红蛋白含量不同

E. 相邻肌原纤维的明带和明带、暗带和暗带对应,排列在同一水平

2. 肌节是由( )

A. I 带+A 带　B. A 带+I 带

C. 1/2 I 带+A 带+1/2 I 带　D. 1/2 A 带+1/2 I 带

E. 1/2 A 带+I 带+1/2 A 带

3. 骨骼肌纤维内储存钙离子的结构是( )

A. 肌质网　B. 横小管

C. 线粒体　D. 粗面内质网

E. 肌质

4. 骨骼肌纤维收缩时( )

A. A 带和 H 带缩短

B. I 带和 H 带缩短

C. A 带缩短

D. A 带、I 带和 H 带均缩短

E. I 带和 A 带缩短

5. 能与 Ca^{2+} 结合的是( )

A. 肌动蛋白　B. 原肌球蛋白

C. TnI　D. TnC

E. TnT

6. 肌质网的膜上有钙泵蛋白,其作用是( )

A. 调节线粒体内的 Na^{+} 浓度

B. 调节肌质中的 Ca^{2+} 浓度

C. 抑制兴奋传递

D. 是一种 ATP 酶,可与肌动蛋白接触

E. 抑制横桥发生屈伸运动

7. 负责将兴奋由肌膜传至每个肌节的结构是( )

A. 肌原纤维　B. 肌动蛋白

C. 肌质网　D. 横小管

E. 肌钙蛋白的 TnT 亚单位

8. 骨骼肌纤维舒张时,与肌球蛋白分子头结合的是( )

A. 肌红蛋白　B. 肌动蛋白

C. ATP　D. Ca^{2+}

E. 肌钙蛋白

9. 保证心肌纤维同步收缩的结构基础是( )

A. 闰盘　B. 肌质网

C. 横小管　D. 三联体

E. 二联体

10. 平滑肌纤维的中间丝起( )

A. 收缩作用　B. 营养作用

C. 滑动作用　D. 保护作用

E. 骨架作用

X 型题

1. 在骨骼肌纤维收缩过程中( )

A. 大量的 Ca^{2+} 从肌质转入肌质网内

B. 横桥与细肌丝的肌动蛋白接触

C. 肌球蛋白分子头 ATP 酶被激活

D. 细肌丝向 Z 线方向滑动

E. 肌节缩短

2. 心肌纤维的结构特点是( )

A. 横小管较粗,位于 Z 线水平

B. 肌质网发达,储钙能力强

C. 终池小,多与横小管形成二联体

D. 横纹不如骨骼肌明显

E. 细胞间有闰盘

3. 平滑肌细胞的超微结构特点是( )

A. 不含滑面内质网

B. 粗、细肌丝聚集形成肌丝单位,但不形成肌节

C. 粗肌丝上无横桥

D. 只有二联体,没有三联体

E. 细胞之间有缝隙连接

4. 骨骼肌纤维的粗肌丝( )

A. 位于暗带内

B. 由豆芽状肌球蛋白分子组成

C. 肌球蛋白分子头朝向两端并露出表面形成横桥
D. 肌纤维收缩时粗肌丝变短
E. 横桥具有 ATP 酶活性

5. 构成骨骼肌纤维细肌丝的蛋白质有(　　)
A. 肌红蛋白　　B. 原肌球蛋白
C. 肌动蛋白　　D. 肌钙蛋白
E. 肌球蛋白

(二) 填空题

1. 肌细胞又称________,肌细胞膜又称________,肌细胞质又称________。

2. 骨骼肌肌丝在结构上分为________和________两种,组成前者的蛋白质是________、________和________;组成后者的蛋白质的________。

3. 横纹肌纤维的 Z 线上附有________,M 线上附有________。

4. 三种肌纤维中,________的肌质内含有脂褐素,它是________的残余体,随着________而增多。

5. 骨骼肌收缩时,运动神经末梢将冲动传给________,后者的兴奋借________传到每个肌节,经三联体传至________,此结构将________大量转运到________内并与细肌丝上的肌钙蛋白结合,导致肌丝滑动。

(三) 名词解释

1. 闰盘　**2.** 肌节　**3.** 三联体

(四) 问答题

1. 试比较三种肌纤维的光镜结构特点。

2. 试述骨骼肌纤维的收缩机理。

参考答案

(一) 选择题

A 型题

1. E　**2.** C　**3.** A　**4.** B　**5.** D　**6.** B　**7.** D　**8.** C　**9.** A　**10.** E

X 型题

1. BCE　**2.** ACDE　**3.** BE　**4.** ABCE　**5.** BCD

(二) 填空题

1. 肌纤维;肌膜;肌质

2. 细肌丝;粗肌丝;肌动蛋白;原肌球蛋白;肌钙蛋白;肌球蛋白

3. 细肌丝;粗肌丝

4. 心肌纤维;溶酶体;年龄增长

5. 肌膜;横小管;肌质网;Ca^{2+};肌质

(三) 名词解释(略)

(四) 问答题(略)

(孔　斌)

实习七　神经组织

神经组织是神经系统的主要构成成分。神经组织由神经元和神经胶质细胞组成。神经元是神经组织中的主要成分，具有接受刺激和传导兴奋的功能，也是神经活动的基本功能单位。神经胶质细胞在神经组织中起着支持、保护和营养作用。

一、目的要求

(1) 掌握神经元的光镜结构，化学性突触的电镜结构特点，建立神经元的完整概念。

(2) 掌握神经纤维的构造及在不同切片的形态特点。

(3) 了解神经胶质细胞的形态特点。

(4) 了解神经末梢的分类、结构与功能。

二、实习内容

(一) 光镜观察标本

1. 神经元

(1) 取材：猫脊髓。

(2) 染色：HE。

(3) 肉眼观察：脊髓横切标本呈椭圆形，周围染色浅部为白质，是神经纤维集中的部位。中央染成深红色的"H"形的区域为灰质，是神经元细胞体聚集处，两个较短粗的突起为前角，两个细长突起为后角。

(4) 低倍镜观：在脊髓灰质前角，可见较大的、染成紫红色的、形态不规则的块状结构，为运动神经元细胞体。在神经元的周围分散有较多小的染成紫蓝色的细胞核，系神经胶质细胞的细胞核。灰质中央的小管为中央管。选一切面结构较完整的神经元，换高倍镜观察(彩图6)。

(5) 高倍镜观

1) 神经元的胞体：形态多样，有多角形、锥形等，大小不一。胞体内有一个大而圆的核，位中央，染色浅，呈空泡状，核内有大而圆的核仁，细胞质内有许多大小不等的染成深紫色的块状或颗粒状的结构为尼氏体。

2) 神经元的突起，可切到一至多个树突根部，由胞体伸出时较粗，逐渐变细，内含尼氏体；胞体发出轴突的部位不含尼氏体，染色浅，可呈圆锥形，称轴丘。从轴丘发出的突起为轴突。

2. 有髓神经纤维

(1) 取材：狗坐骨神经。

(2) 染色：HE。

(3) 肉眼观察：切片染成粉红色，长条状者为坐骨神经纵切面，圆形者为横切面。

1) 纵切面

低倍镜观：纵切的坐骨神经纤维呈条索状，内有许多平行排列的神经纤维，外包结缔组织。

高倍镜观：可见神经纤维呈长带状，每一条神经纤维中间染成蓝色的细线为轴索，两边缘染成粉红色的暗线为神经膜，由施万细胞的细胞膜和基膜构成，施万细胞的细胞核呈椭圆形，染成紫蓝色。神经膜与轴索之间，色浅，呈节段性粉红色网状结构的为髓鞘，两段髓鞘之间的缩窄处为郎飞结；相邻两郎飞结之间的一段神经纤维被称为结节体(彩图7)。

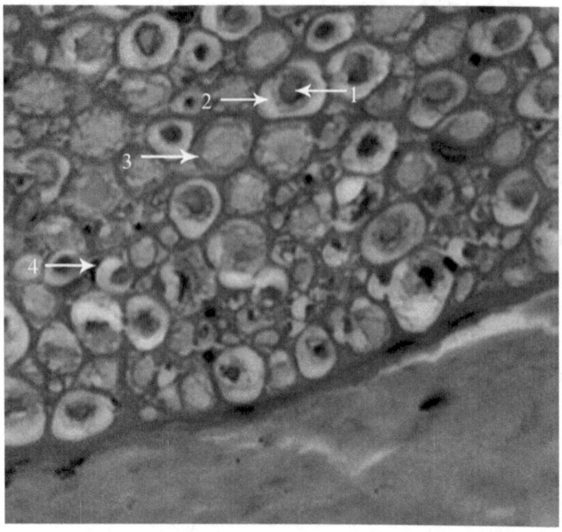

图7-1　有髓神经纤维横断面(高倍)

1. 轴索；2. 髓鞘；3. 神经膜；4. 施万细胞核

2）横切面

低倍镜观：可见大小不等的圆形的神经束。

高倍镜观：每条神经纤维，最外的圆环为神经膜，中央的蓝色小点为轴索，神经膜与轴索之间的色浅较透亮的细网状部分为髓鞘。在某些切面上偶可见弯月形的施万细胞的细胞核位于髓鞘和神经膜之间(图7-1)。

（二）示教

1. 神经原纤维　Ag染色，在神经元胞体内，呈黑棕色的细丝纵横交错成网，在突起内里可见黑棕色的平行排列的细丝。

2. 纤维型星形胶质细胞　胞突长，分支较少，胞质内含大量胶质丝。

3. 原浆型星形胶质细胞　胞突短而直，分支较多，胞质内胶质丝较少。

4. 运动终板　骨骼肌纤维上有黑色神经纤维的爪状末梢。末端分支膨大呈扣状。

5. 环层小体　卵圆形小体。中央均匀染红的内棍，周围是扁平细胞和少量纤维成层的被囊。

6. 触觉小体　呈椭圆形，中心有许多扁平横列的细胞，外包以结缔组织被囊。

练　习　题

（一）选择题

A型题

1. 神经元的轴突内无(　　)

A. 尼氏体　　B. 线粒体

C. 微管　　D. 滑面内质网

E. 神经丝

2. 形成中枢神经系统有髓神经纤维髓鞘的细胞是(　　)

A. 少突胶质细胞

B. 纤维性星形胶质细胞

C. 小胶质细胞

D. 原浆性星形胶质细胞

E. 室管膜细胞

3. 电突触是神经元之间存在的(　　)

A. 中间连接　　B. 缝隙连接

C. 紧密连接　　D. 桥粒

E. 连接复合体

4. 形成周围神经系统有髓神经纤维髓鞘的细胞是(　　)

A. 星形胶质细胞　　B. 小胶质细胞

C. 少突胶质细胞　　D. 施万细胞

E. 卫星细胞

5. 神经冲动的传导是在神经纤维的哪种结构上进行的(　　)

A. 轴膜　　B. 轴质
C. 神经丝　　D. 髓鞘
E. 微管

6. 尼氏体在电镜下的组成是(　　)
A. 高尔基复合体和游离核糖体
B. 线粒体和游离核糖体
C. 溶酶体和游离核糖体
D. 滑面内质网和游离核糖体
E. 粗面内质网和游离核糖体

7. 突触前膜指的是(　　)
A. 轴突的细胞膜
B. 有突触小泡一侧的细胞膜
C. 有受体一侧的细胞膜
D. 树突的细胞膜
E. 神经细胞胞体的细胞膜

8. 有活跃吞噬功能的神经胶质细胞是(　　)
A. 小胶质细胞　　B. 星形胶质细胞
C. 少突胶质细胞　　D. 施万细胞
E. 卫星细胞

9. 神经元树突的主要特点是(　　)
A. 分支常呈直角发出
B. 细长均匀,分支较少
C. 是胞体的延续,与胞体结构相似
D. 表面光滑无棘刺
E. 功能主要是将神经冲动传至其他神经元

10. 下列哪种细胞是神经胶质细胞(　　)
A. 毛细胞　　B. 嗅细胞
C. 锥体细胞　　D. 味细胞
E. 卫星细胞

11. 神经元胞体中随年龄而增多的结构是(　　)
A. 微管　　B. 脂褐素颗粒
C. 糖原颗粒　　D. 神经丝
E. 微丝

12. 环层小体(　　)
A. 圆形,与触觉小体大小相似
B. 有薄层致密结缔组织被膜
C. 分布于皮肤真皮乳头内
D. 感受压觉和振动觉
E. 有髓神经纤维穿行其中央

X 型题

1. 突触(　　)
A. 分化学性突触和电突触两大类
B. 有轴-树、轴-体等方式
C. 是神经元与神经元之间的连接
D. 是神经元与神经胶质细胞之间的连接
E. 是信息传递的重要结构

2. 中枢神经系统的神经胶质细胞包括(　　)
A. 星形胶质细胞　　B. 少突胶质细胞
C. 施万细胞　　D. 室管膜细胞
E. 卫星细胞

3. 神经递质(　　)
A. 是神经胶质细胞产生的化学物质
B. 由溶酶体不断产生
C. 储存在突触小泡内
D. 释放于突触间隙中
E. 可以是兴奋性的,或是抑制性的

4. 神经元轴突的描述哪些描述是正确的(　　)
A. 每个神经元只有一个轴突
B. 短且多分支
C. 不能合成蛋白质
D. 不含神经原纤维
E. 传出神经冲动

5. 中枢神经系统中神经胶质细胞包括(　　)
A. 星形胶质细胞　　B. 少突胶质细胞
C. 施万细胞　　D. 室管膜细胞
E. 卫星细胞

(二) 填空题

1. 神经组织由______和______组成。______是神经组织中的主要成分,具有接受刺激和传导兴奋的功能,也是神经活动的基本功能单位。______在神经组织中起着支持、保护和营养作用。

2. 神经元有______和______两部分,后者又可分为______和______两种,一个神经元有一个或多个______,但只有一个______。

3. 神经元细胞核的特点是______而______,位于细胞中央,着色______,______明显。

4. 尼氏体是存在于神经元______和______内的斑块状或颗粒状结构,HE 切片染成______色,在电镜下由丰富的______和______组成。

5. 神经纤维是由神经元的______及包绕它的施万细胞______构成。根据后者是否形成髓鞘可将其分为______神经纤维和______神经纤维。

(三) 名词解释

1. 尼氏体　**2.** 运动终板　**3.** 突触　**4.** 神经原纤维

(四) 问答题

1. 试述多极神经元的形态结构及功能。
2. 试述化学性突触的超微结构及功能。

参考答案

（一）选择题

A 型题

1. A **2.** A **3.** B **4.** D **5.** D **6.** E **7.** B **8.** A

9. C **10.** E **11.** B **12.** D

X 型题

1. ABCE **2.** ABD **3.** CDE **4.** ACE **5.** ABD

（二）填空题

1. 神经元;神经胶质细胞;神经元;神经胶质细胞

2. 胞体;突起;树突;轴突;树突;轴突

3. 大;圆;浅;核仁

4. 胞质;树突;深紫色;粗面内质网;游离核糖体

5. 轴索;膜;有髓;无髓

（三）名词解释(略)

（四）问答题(略)

（郑小敏）

实习八　神经系统

神经系统主要由神经组织构成,分为中枢神经系统和周围神经系统两部分。前者包括脑和脊髓,后者由脑神经、脊神经节、脊神经、自主神经节和自主神经组成。在中枢神经系统,神经元细胞体集中的结构被称为灰质;不含神经元细胞体,只有神经纤维的结构被称为白质。由于大脑和小脑的灰质在表面,故称之为皮质。白质位于皮质深面,也被称为髓质。在大脑、小脑的白质内有灰质的团块,称之为神经核。在周围神经系统,神经元细胞体集中的结构被称为神经节或神经丛。神经系统的活动是通过无数神经元及其突起建立的神经网络实现的。对体内、外各种刺激做出迅速而完美的适应性反应。

一、目的要求

(1) 通过观察大、小脑常规切片,掌握大、小脑的一般结构及皮质分层。

(2) 通过观察脊神经节切片,了解脊神经节细胞的形态。

(3) 通过观察交感神经节切片,了解交感神经节细胞的形态。

二、实习内容

(一) 观察光镜切片

1. 大脑

(1) 取材:猫大脑。

(2) 染色:HE。

(3) 肉眼观察:大脑的一个回的切片,切片方向与脑表面垂直,也与回的方向垂直,表层染色深的为皮质(灰质),深层染色浅为髓质(白质)。

(4) 低倍镜观:可区分皮、髓质。皮质富于神经元胞体,胞体间夹有神经纤维和神经胶质细胞,髓质有大量神经纤维,内夹有神经胶质细胞(图 8-1)。

(5) 高倍镜观:详细观察皮质六层结构,由表面向深依次为:

分子层:位最浅表面,染色较浅。细胞稀少而小,细胞种类不易区别。

外颗粒层:细胞较密集,胞体小可见小锥体细胞的胞体轮廓。

外锥体层:很厚,细胞较外颗粒层少,胞体较大,多为中小型锥体细胞。胞体三角形。尖端朝向皮质表面,基底部朝向髓质(图 8-2)。

内颗粒层:较薄,细胞密集,胞体小,可见形状不规则的胞体(此层在某些部位不显著)。

内锥体层:细胞较少,有散在的巨大锥体细胞。胞体呈三角形(似中、小形锥体细胞)。

多形层、细胞大小不一等,形态不一,有三角形、卵圆形、菱形,排列疏松。

2. 小脑

(1) 取材:猫小脑。

(2) 染色:HE。

(3) 肉眼观察:小脑一部分,切面与脑表面垂直,也与叶片垂直,可见深沟及分隔成的叶片,叶片表层浅红色是分子层,深层紫蓝色是颗粒层,这些属皮质(灰质)中央红色是髓质(白质)。

（4）低、高倍镜观：分皮、髓质（同大脑），详细观察皮质结构（图 8-3，图 8-4），由表层向深层依次为：

分子层：最浅表面，较厚，染成浅红色，内有少量蓝色的圆形胞核（几种细胞，突起不易辨认）。

浦肯野细胞：由单层排列的浦肯野细胞组成，位于分子层深面，胞体最大，呈梨形，有突起，切片上被切断，核圆形，染色质较少，核仁清楚可见，胞质染成红色，含有细粒状的染成紫蓝色的尼氏体。

颗粒层：位皮质最深层，大量细胞密集，可见很多蓝色胞核（几种细胞分辩不清）。

图 8-1　猫大脑皮质（低倍）

1. 分子层；2. 外颗粒层；3. 外锥体层；4. 内颗粒层；5. 内锥体层

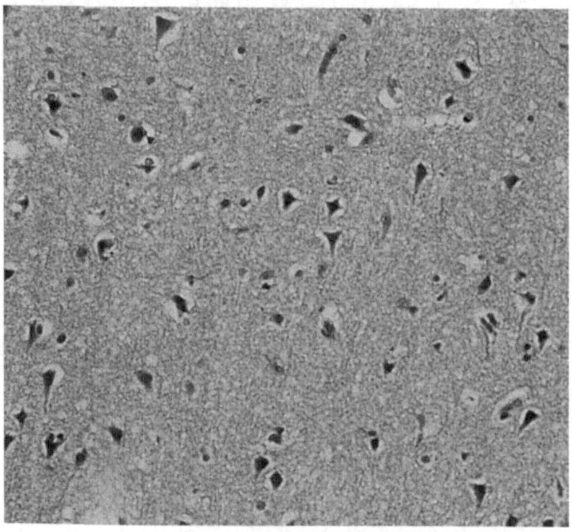

图 8-2　猫大脑皮质光镜像（高倍）

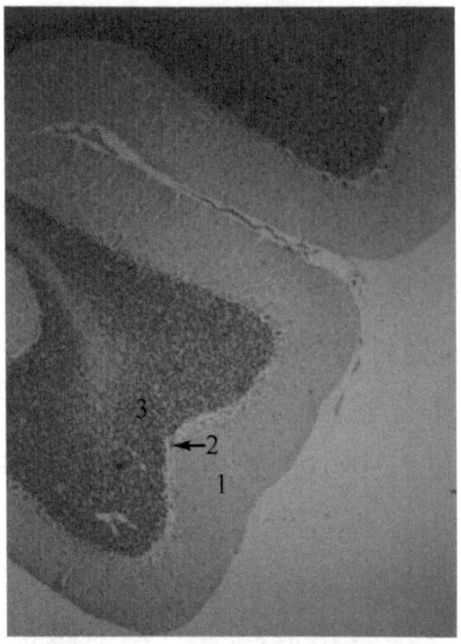

图 8-3　猫小脑（低倍）

1. 分子层；2. 浦肯野细胞；3. 颗粒层

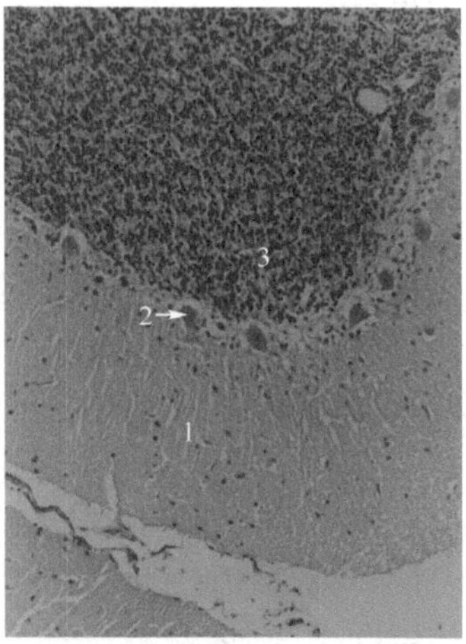

图 8-4　猫小脑（高倍）

1. 分子层；2. 浦肯野细胞；3. 颗粒层

3. 脊神经节

（1）取材：狗脊神经节。

（2）染色：HE。

（3）肉眼观察：切面呈近三角形，表面有一层薄的结缔组织包围，中间着色深的部分为神经细胞和神经纤维。

(4) 低倍镜观:脊神经节外包有染成浅红的结缔组织被膜,被膜内神经细胞胞体大而圆,其发出的突起在细胞群间穿行,但本片上看不到细胞突起伸出的情况(图 8-5)。

(5) 高倍镜观:脊神经节细胞分为大、小两种,大细胞着色较浅的紫红色,胞质内尼氏体颗粒细小。小细胞着色深,胞质内尼氏体颗粒较粗。两种细胞核均较大而圆,染色质少,核仁清楚,核膜明显。每个神经细胞周围有小型圆或卵圆形的细胞核围绕,称卫星细胞。脊神经节细胞群间有被膜伸入的结缔组织及成束神经纤维(图 8-6)。

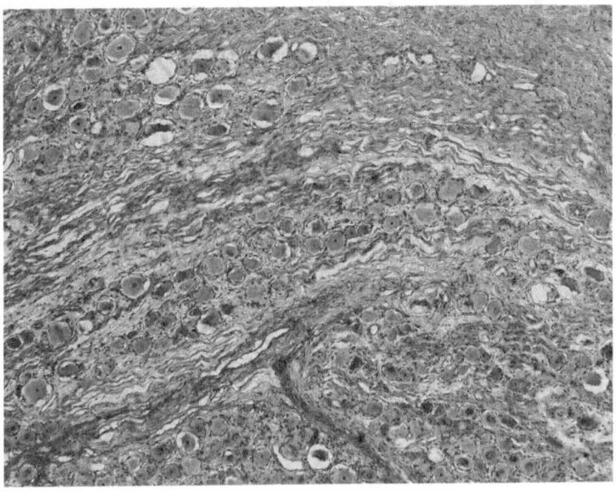

图 8-5 狗脊神经节(低倍)

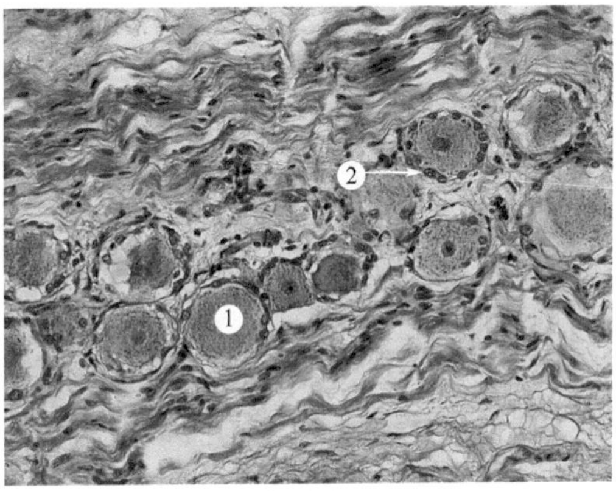

图 8-6 狗脊神经节(高倍)

1. 神经节细胞;2. 卫星细胞

4. 交感神经节

(1) 取材:狗交感神经节。

(2) 染色:HE。

(3) 肉眼观察:切面呈近椭圆形,表面有一层薄的结缔组织包围,中间着色深的部分为神经细胞和神经纤维。

(4) 低倍镜观:交感神经节外包有染成浅红的结缔组织被膜,被膜内神经细胞胞体大而圆,着色较浅淡(图 8-7)。

(5) 高倍镜观:交感神经节为多极神经元,散在分布于神经纤维之间,细胞体积较大;细胞核呈圆形或椭圆形,着色浅,核仁明显。神经细胞外也有卫星细胞及结缔组织的包囊(图 8-8)。

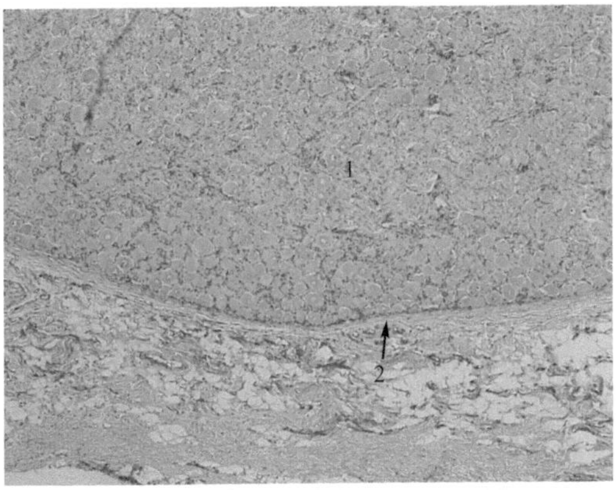

图 8-7 狗交感神经节(低倍)

1. 交感神经节细胞;2. 包膜

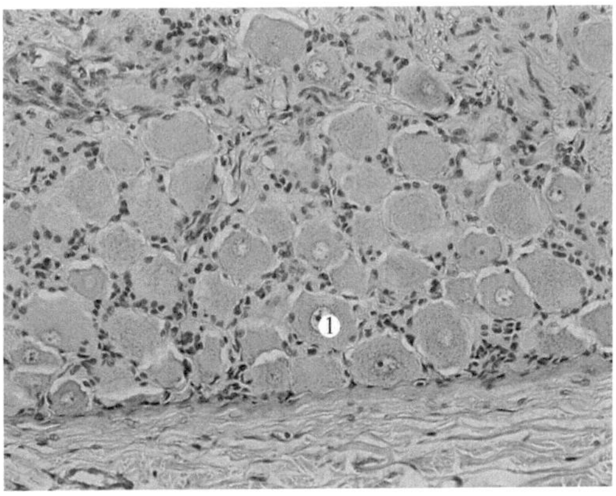

图 8-8 狗交感神经节(高倍)

1. 交感神经节细胞

(二) 示教

(1) 大脑皮质的锥体细胞、梭形细胞、星形细胞。

(2) 小脑皮质的浦肯野细胞、篮状细胞。

练 习 题

(一) 选择题

A 型题

1. 形成小脑皮质传出纤维的细胞是( )

A. 浦肯野细胞 B. 颗粒细胞

C. 篮状细胞 D. 高尔基细胞

E. 星形细胞

2. 大脑皮质神经元的轴突组成投射纤维或联合纤维的细胞是( )

A. 锥体细胞和梭形细胞 B. 水平细胞和颗粒细胞

C. 篮状细胞和锥体细胞 D. 梭形细胞和水平细胞

E. 颗粒细胞和篮状细胞

3. 在下列关于脊髓灰质内的神经元的叙述中,正确的是( )

A. 侧角内是内脏运动神经元

B. 前角内多数是躯体运动神经元

C. 后角内的神经元是感觉神经元

D. 运动神经元是胆碱能神经元

E. 后角内多数是 α 运动神经元

4. 在下列关于大脑皮质的描述中,正确的是( )

A. 第 1 层(分子层)内无神经元

B. 第 1 ~ 4 层主要起传出信息的作用

C. 投射纤维主要来自第 5、6 层的所有神经元

D. 一般可分为 6 层

E. 大脑皮质各层结构完全相同

5. 构成大脑皮质的多极神经元是( )

A. 锥体细胞、星形细胞与浦肯野细胞

B. 锥体细胞、篮状细胞与浦肯野细胞

C. 锥体细胞、高尔基细胞与梭形细胞

D. 锥体细胞、高尔基细胞与颗粒细胞

E. 锥体细胞、颗粒细胞与梭形细胞

6. 关于大脑锥体细胞的描述中,哪一项错误( )

A. 数量较多,可分为大、中、小三型

B. 细胞体呈锥体形

C. 尖端有一主树突伸向髓质

D. 底部发出一条细长的轴突

E. 是大脑皮质的主要投射神经元

7. 关于小脑浦肯野细胞层的描述中,哪一项错误( )

A. 同一层浦肯野细胞组成

B. 浦肯野细胞胞体大,呈梨形

C. 细胞顶端有 2 ~ 3 条主树突伸向颗粒层

D. 主树突四周分支繁多,形如侧柏叶

E. 底部发出轴突伸入白质

8. 以下哪一个器官含假单极神经元( )

A. 脊神经节 B. 大脑皮质

C. 小脑皮质 D. 脊髓灰质

E. 自主神经节

9. 关于血脑屏障,哪一项错误( )

A. 是血液和脑组织之间的屏障

B. 由连续毛细血管内皮、基膜和胶质细胞突起的胶质界膜组成

C. 由有孔的毛细胞血管内皮、基膜和胶质细胞突起的胶质界膜组成

D. 电镜下,内皮细胞之间有紧密连接,外有完整的基膜和周细胞

E. 星形胶质细胞突起的脚板形成胶质界膜包绕毛细血管

10. 脊神经节的神经元属于( )

A. 假单极神经元 B. 多极神经元

C. 双极神经元 D. 中间神经元

E. 运动神经元

11. 自主神经节的神经元属于( )

A. 假单极神经元 B. 多极神经元

C. 中间神经元 D. 双极神经元

E. 感觉神经元

12. 血脑屏障的主要结构是( )

A. 基膜 B. 结缔组织

C. 神经胶质细胞 D. 内皮

E. 脉络丛上皮

X 型题

1. 从脊髓和脑干进入小脑皮质的纤维有( )

A. 苔藓纤维 B. 网状纤维

C. 攀缘纤维　　D. 平行纤维
E. 传出纤维

2. 多极神经元分布在(　　)
A. 脊髓的灰质　　B. 大脑皮质
C. 小脑皮质　　D. 脊神经节
E. 自主神经节

3. 小脑皮质内分布在分子层的神经元有(　　)
A. 高尔基细胞　　B. 颗粒细胞
C. 浦肯野细胞　　D. 篮状细胞
E. 星形细胞

4. 小脑皮质的传入纤维有(　　)
A. 网状纤维　　B. 胆碱能纤维
C. 攀缘纤维　　D. 苔藓纤维
E. 单胺能纤维

5. 大脑皮质的神经元有(　　)
A. 锥体细胞　　B. 颗粒细胞
C. 梭形细胞　　D. 篮状细胞
E. 高尔基细胞

(二) 填空题

1. 小脑皮质内的神经元有________、________、________、________和________。

2. 小脑皮质的传入纤维有________、________、________。

3. 神经节是________集中的部位,分为________和________。

4. 小脑皮质的结构由外向内依此分为________、________和________。

5. 大脑皮质的神经元有________、________、________。

6. 血脑屏障由________、________、________组成。

7. 脑脊液主要由脑室的________产生的,位于________、________、________。

(三) 名词解释

1. 苔藓纤维　**2.** 血-脑屏障　**3.** 神经节　**4.** 锥体细胞　**5.** 脑脊液

(四) 问答题

1. 试述大脑皮质的组织结构。
2. 试述小脑皮质的组织结构。
3. 试述自主神经节的组织结构。

参考答案

(一) 选择题

A 型题

1. A　**2.** A　**3.** B　**4.** D　**5.** E　**6.** C　**7.** C　**8.** A　**9.** C　**10.** A　**11.** D　**12.** D

X 型题

1. AC　**2.** ABCE　**3.** DE　**4.** CDE　**5.** ABC

(二) 填空题

1. 星形细胞;篮状细胞;浦肯野细胞;颗粒细胞;高尔基细胞
2. 攀缘纤维;苔藓纤维;单胺能纤维
3. 神经元胞体;脑脊神经节;自主神经节
4. 分子层;浦肯野细胞层;颗粒层
5. 锥体细胞;颗粒细胞;梭形细胞
6. 紧密连接的内皮细胞;基膜;星形胶质细胞
7. 脉络丛上皮;脑室;脊髓中央管;蛛网膜下腔

(三) 名词解释(略)

(四) 问答题(略)

(赵承军)

实习九 循环系统

循环系统是连续而封闭的管道系统，包括心血管系统和淋巴系统两部分。心血管系统由心脏、动脉、毛细血管和静脉组成。淋巴系统由毛细淋巴管、淋巴管和淋巴导管组成。循环系统的主要功能是把营养物质和氧等输送到全身各处，同时把身体的代谢产物送到排泄器官，另外循环系统还有体液调节，免疫及内分泌功能。

一、目的要求

(1) 掌握中动脉结构特点。比较大、中、小动脉的结构差别。

(2) 了解动、静脉结构差别。

(3) 掌握心脏结构及心传导系统。

二、实习内容

光镜观察标本

1. 中等动、静脉

(1) 取材：狗股动、静脉上端。

(2) 染色：HE。

(3) 肉眼观察：两条染成红色的血管横切面，其中一条管腔稍小、较圆、壁稍厚是中动脉，另一条管腔稍大、塌陷、管壁较薄的是中静脉。

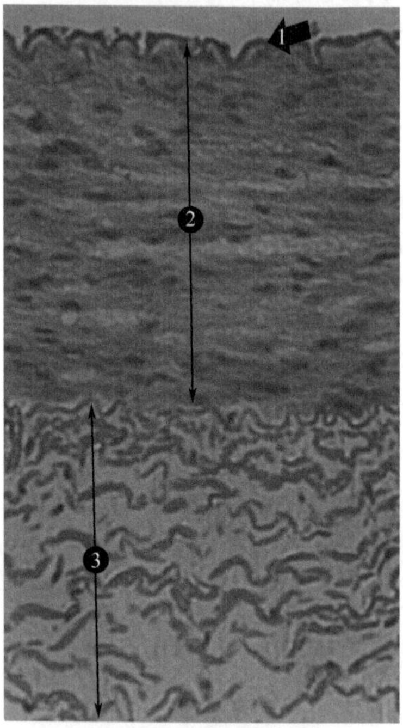

图 9-1 中动脉(低倍)

1. 内弹性膜；2. 中膜；3. 外膜

(4) 低倍镜观：先将内、外弹性膜找到，则可分清内、中、外三层膜的界限。

内弹性膜：在靠近管腔面可见一个亮粉色波纹状的线条，即为内弹性膜。它是内膜和中膜的分界线。

外弹性膜：在肌性中膜与结缔组织外膜交界处，可见发亮的粉红色弹性纤维层，即为外弹性膜，此为中膜和外膜的分界线。

(5) 高倍镜观

1) 中动脉(图 9-1，图 9-2)：可见血管壁典型结构。从腔面观察，找出清楚的内弹性膜，并以此为界，分出内膜与中膜。内弹性膜为折光率较强的波浪形结构。

内膜：是内弹性膜及其以内的结构，内弹性膜内侧的蓝色椭圆形核，即内皮细胞核，胞质不清，内皮下层很薄仅在弯曲的内弹性膜和内皮细胞之间可见。

中膜：内弹性膜之外，为数十层环行平滑肌，肌纤维间有一些胶原纤维和弹性膜。

外膜：是中膜以外的结缔组织部分，常见营养小血管，有时可见神经纤维束。

2)中静脉:与动脉相平行。三层分界不清,无内、外弹性膜,中膜环行平滑肌少,肌细胞间纤维甚多。外膜相对厚,为疏松结缔组织,内有纵行平滑肌(图9-3)。

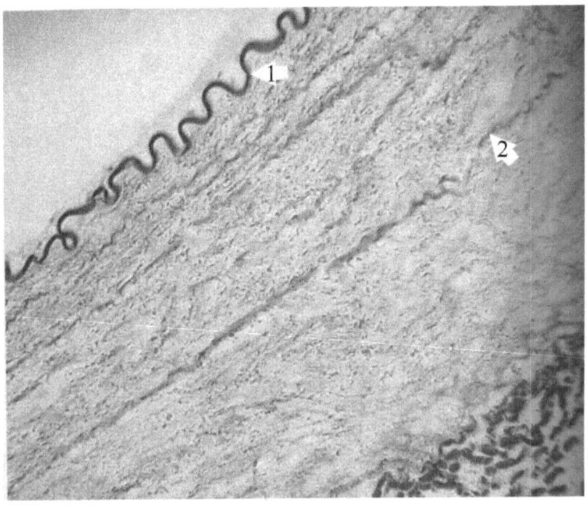

图9-2 中动脉(Weigert-来复红染色,高倍)

1. 内弹性膜;2. 弹性纤维

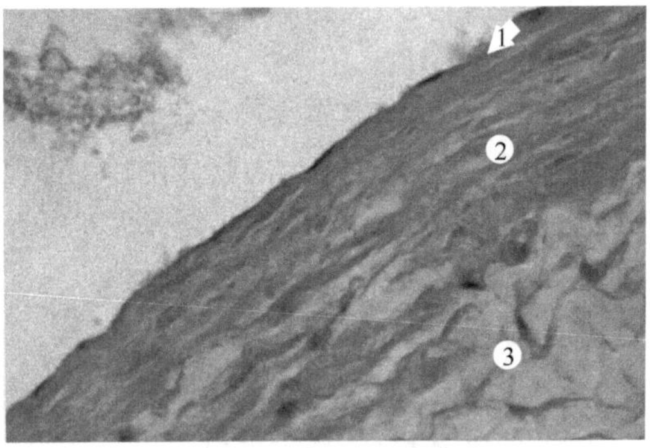

图9-3 中静脉(高倍)

1. 内膜;2. 中膜;3. 外膜

3)微动脉和微静脉:在中动脉和中静脉两者的外膜交界处可观察到。

2. 大动脉

(1)取材:狗大动脉。

(2)染色:HE。

(3)肉眼观察:大动脉管壁的切面呈长方形红色组织块。

(4)低倍镜观:三层膜分界不明显,内膜较厚,色淡;中膜最厚,色深;外膜为结缔组织。在掌握中动脉结构特点之后,可见大动脉结构与之不同(图9-4)。

(5)高倍镜观(图9-5)。

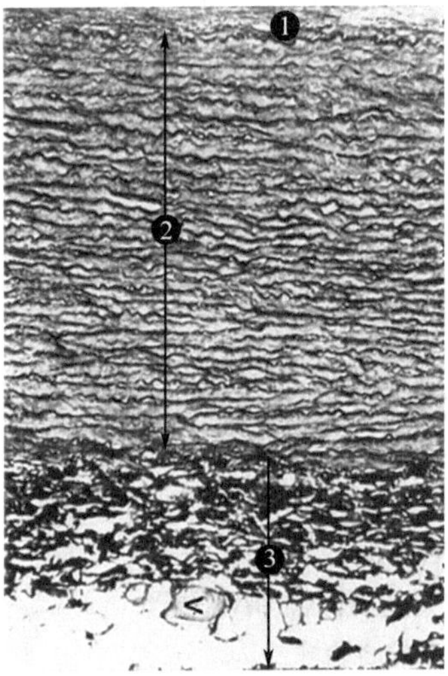

图9-4 大动脉(低倍)

1. 内膜;2. 中膜;3. 外膜

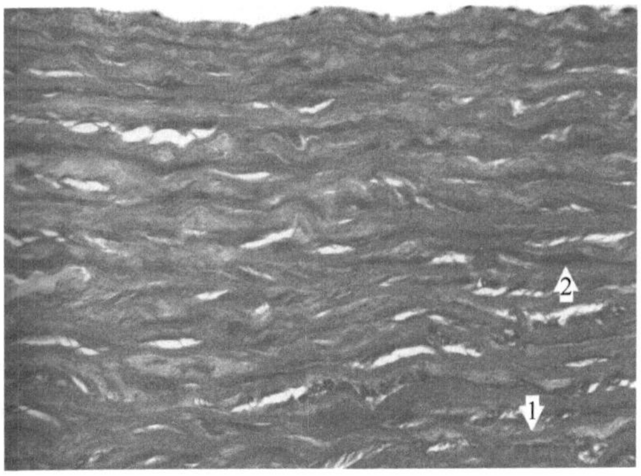

图9-5 大动脉(高倍)

1. 弹性膜;2. 平滑肌

1)三层膜分界不如中动脉清楚(因内弹性膜分层,与中膜弹性膜延续)。

2)内膜:较厚,除有内皮,内弹性膜外,尚有较厚的内皮下层,内含胶原纤维、弹性纤维,散在的纵行平滑肌。

3）中膜：为发达的弹性膜，约数十层，其间夹有少量环行平滑肌及胶原纤维。

4）外膜：较薄。是结缔组织，内有血管神经。

3. 大静脉

（1）取材：人体大静脉。

（2）染色：HE。

（3）肉眼观察：完整大静脉横切面，管腔塌陷，呈现不规则形，管壁薄。

（4）低、高倍镜观察：内膜较薄，中膜不发达，外膜最厚，成自胶原纤维，弹性纤维和大量的纵行平滑肌，被横断，其中含有营养血管。

4. 心脏

（1）取材：狗心室壁。

（2）染色：HE。

（3）肉眼观察：一块染成红色的心室壁。

（4）低倍镜观（彩图8）：观察心室壁部分，从内向外可见心内膜、心肌膜和心外膜。

1）心内膜：为心室壁内层，又可分三层。

内皮：在内膜的表面，只见内皮细胞的椭圆形核，染成紫蓝色突向心腔。

内皮下层：内皮下面的结缔组织，很薄，染成粉红色。

心内膜下层：内皮下层下面的结缔组织，二者无明显界限。内有血管、神经和心传导系统分支即浦肯野纤维。

2）心肌膜：位心内膜下方，很厚，可见纵、横、斜各种断面的心肌纤维，各层界限不清楚。

3）心外膜：为浆膜，由一薄层结缔组织和间皮组成。结缔组织中除有血管、神经外，尚有脂肪组织。

（5）高倍镜观（彩图9）。

浦肯野纤维粗大，1～2个核，位中央，胞质中肌原纤维较少，位纤维周边，故纤维染色浅淡。

心肌膜：肌纤维有少量结缔组织和丰富的毛细血管（注意观察毛细血管光镜结构，为什么心肌层中有非常丰富的毛细血管？）。

练　习　题

（一）选择题

A 型题

1. 弹性动脉指的是（　　）

A. 大动脉　　B. 中动脉

C. 小动脉　　D. 微动脉

E. 毛细血管前微动脉

2. 有孔毛细血管区别于连续毛细血管的主要特点是（　　）

A. 内皮细胞是连续的

B. 胞质内含吞饮小泡较多

C. 胞质薄，有许多小孔

D. 基膜薄而连续

E. 通透性较小

3. 构成中动脉中膜的主要成分是（　　）

A. 胶原纤维　　B. 弹性纤维

C. 平滑肌纤维　　D. 网状纤维

E. 骨骼肌纤维

4. 关于内皮细胞功能错误的是（　　）

A. 调节血管通透性

B. 合成功能

C. 代谢功能

D. 内皮破损时能阻止凝血过程

E. 参与免疫调节

5. 关于动脉的描述错误的是（　　）

A. 大动脉包括主动脉、颈总动脉、锁骨下动脉、髂总动脉等
B. 中动脉的管壁3层结构典型
C. 中动脉中膜由10～40层环形平滑肌组成
D. 中动脉又称弹性动脉
E. 小动脉属肌性动脉

6. 毛细血管内皮细胞内的质膜小泡的主要作用是( )
A. 传递化学信息
B. 运输大分子物质
C. 分泌第8因子
D. 储存第8因子相关抗原
E. 参与凝血过程

7. 下列哪种结构不存在于动脉中膜内( )
A. 成纤维细胞 B. 胶原纤维
C. 弹性纤维 D. 基质
E. 平滑肌纤维

8. 周细胞主要分布在( )
A. 微动脉内皮外 B. 小动脉内皮与基膜间
C. 微静脉内皮外 D. 小静脉内皮与基膜间
E. 毛细血管内皮与基膜间

9. 大动脉中膜基质的主要化学成分是( )
A. 胶原蛋白 B. 弹性蛋白
C. 硫酸软骨素 D. 硫酸角质素
E. 肝素

10. 静脉的结构特点哪项是错误的( )
A. 三层膜界限清楚
B. 管壁较薄而管腔较大
C. 内弹性膜不发达或缺如
D. 中膜薄,平滑肌稀疏
E. 外膜较厚

11. 大动脉管壁的主要结构特点是( )
A. 平滑肌纤维多
B. 胶原纤维多
C. 弹性膜和弹性纤维多
D. 弹性膜和弹性纤维少
E. 网状纤维多

12. 关于小动脉的描述哪项错误( )
A. 管径0.3～1 mm
B. 包括粗细不等的几级分支
C. 属于肌性动脉
D. 各级小动脉均无内弹性膜
E. 是形成外周阻力的主要血管

13. 中膜具有40～70层弹性膜的血管是( )
A. 大静脉 B. 中静脉
C. 小静脉 D. 大动脉
E. 中动脉

14. 血管的内皮下层不含有下列哪项成分( )
A. 胶原纤维 B. 弹性纤维
C. 平滑肌纤维 D. 基质
E. 毛细血管

15. 血窦不存在于( )
A. 肝 B. 胃肠黏膜
C. 骨髓 D. 肾上腺
E. 脾

X 型题

1. 关于大静脉的描述正确的是( )
A. 管径大于10 mm B. 内膜薄
C. 中膜不发达 D. 外膜比中膜厚
E. 外膜内常有较多环行平滑肌束

2. 构成毛细血管的成分是( )
A. 内皮细胞 B. 巨噬细胞
C. 基膜 D. 结缔组织
E. 周细胞

3. 心室壁的心内膜可分为( )
A. 内皮 B. 内皮下层
C. 内弹性膜 D. 心内膜下层
E. 浆膜

4. 心壁的分层包括( )
A. 心内膜 B. 心肌膜
C. 心外膜 D. 心瓣膜
E. 心骨骼

5. 关于中动脉的正确叙述是( )
A. 中动脉常与中静脉伴行
B. 内弹性膜由弹性蛋白组成,膜上有许多小孔
C. 中膜肌纤维间有少量弹性纤维和胶原纤维
D. 中膜无成纤维细胞
E. 外弹性膜较明显

(二) 填空题

1. 循环系统包括________和________。

2. 动脉管壁的一般结构从内向外依次分为________、________和________三层。

3. 弹性动脉是指________,肌性动脉是指________和________。

4. 中膜有40～70层弹性纤维,此动脉为________,中膜是10～40层环行平滑肌此动脉为________。

5. 电镜下动脉管壁内皮细胞胞质内含有丰富的________和与凝血有关的________。

6. 毛细血管可分为________、有________和________三类。

7. 心内膜可分为________，________和________三层。

8. 心脏传导系统包括________，________，________，________和________。

9. 浦肯野纤维位于________，其组成________，这种细胞比心肌纤维________。

（三）名词解释

1. 微循环　2. 浦肯野纤维　3. 血窦　4. W-P 小体　5. 周细胞

（四）问答题

1. 比较大、中、小、微动脉的结构特点及其功能。

2. 试述电镜下毛细血管的分类、结构特点及其分布。

3. 试述大动脉管壁的结构特点与功能。

4. 试述心壁的结构。

参考答案

（一）选择题

A 型题

1. A　2. C　3. C　4. D　5. D　6. B　7. A　8. E　9. C　10. A　11. C　12. D　13. D　14. E　15. B

X 型题

1. ABCD　2. ACDE　3. ABD　4. ABC　5. ABCDE

（二）填空题

1. 心血管系统；淋巴管系统

2. 内膜；中膜；外膜

3. 大动脉；中动脉；小动脉

4. 大动脉；中动脉

5. 吞饮小泡；W-P 小体

6. 连续毛细血管；有孔毛细血管；血窦

7. 内皮；内皮下层；心内膜下层

8. 窦房结；房室结；房室束；左右束支；终末支

9. 心内膜下层；房室束及其分支；短而宽

（三）名词解释（略）

（四）问答题（略）

（吴　凯）

实习十　免疫系统

免疫(immune)是机体识别自身排除异己的过程。

免疫系统由淋巴器官、淋巴组织、免疫细胞和免疫活性分子组成。淋巴器官包括中枢淋巴器官(胸腺和骨髓)和周围淋巴器官(淋巴结、脾和扁桃体等);淋巴组织是构成周围淋巴器官的主要成分;免疫细胞包括淋巴细胞、巨噬细胞、抗原提呈细胞、浆细胞、粒细胞和肥大细胞等;免疫活性分子包括包括免疫球蛋白、补体、多种细胞因子等。免疫系统主要功能有免疫防御、免疫监视和免疫稳定。

一、目的要求

(1) 了解免疫系统的组成及功能,熟悉淋巴细胞的分类及巨噬细胞在免疫应答中的作用,了解抗原提呈细胞的结构与功能,熟悉单核吞噬细胞系统的组成及功能意义。

(2) 熟悉中枢淋巴器官与周围淋巴器官的结构特点和功能。

(3) 掌握胸腺的组织结构与功能。

(4) 掌握淋巴结和脾的结构与功能并比较两者在结构和形态上的异同。了解淋巴细胞再循环的过程及意义。

(5) 了解扁桃体的结构和功能。

二、实习内容

光镜观察切片

1. 胸腺

(1) 取材:7 个月胎儿的胸腺。

(2) 染色:HE。

(3) 肉眼观察:胸腺的一部分,外有少量红色的结缔组织被膜,实质染成紫蓝色,且分成许多小叶,每一小叶可分周围色深的皮质和中央色浅的髓质。

(4) 低倍镜观

1) 被膜:较厚的结缔组织,染成红色,伸入实质为小叶间隔或胸腺隔,将胸腺实质分隔成为许多不完全分隔的小叶。

2) 实质:观察其中一个较完整的小叶,外周的皮质和中央的髓质(彩图 10)。

皮质:细胞排列致密,染色较深(为什么?)。主要是由密集的胸腺细胞(即 T 细胞的前体细胞)和少量胸腺上皮细胞及巨噬细胞等构成。胸腺上皮细胞因胸腺细胞密集,细胞轮廓不清,只见染色较浅较大的卵圆形核。

髓质:细胞排列疏松,染色甚浅(为什么?)。其中胸腺细胞较少而稀,属小的成熟的胸腺细胞。胸腺上皮细胞较多而显著。髓质内散在的染成红色的圆形或卵圆形小体是胸腺小体,胸腺小体是胸腺髓质的特征性结构。

(5) 高倍镜观:进一步观察胸腺上皮细胞和胸腺小体的形态。

胸腺上皮细胞:形态多样,核较大,卵圆形,染色较浅,含 1 ~ 2 个核仁。细胞质较浅,界限不清(图 10-1)。

胸腺小体：由数层至十几层扁平性的胸腺上皮细胞呈同心圆排列而成，外层的胸腺上皮细胞较幼稚，细胞核呈新月状，细胞质嗜酸性，中央的细胞往往退化解体，核消失，结构不清成一团，呈嗜酸性染色（注意与血管区别-血管中有红细胞）（图 10-2）。

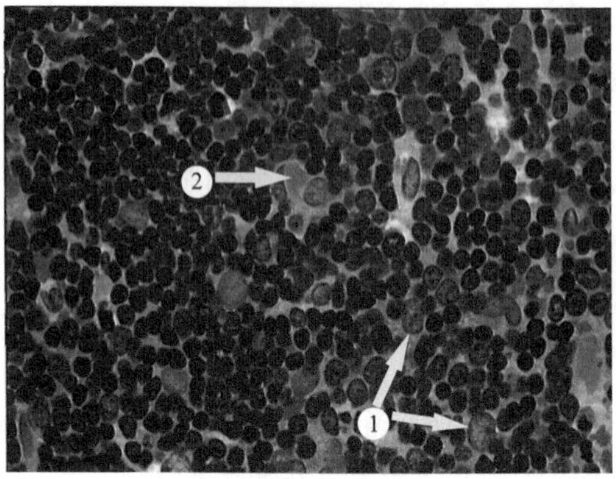

图 10-1　胎儿胸腺（高倍）

1. 胸腺上皮细胞；2. 皮质内毛细血管

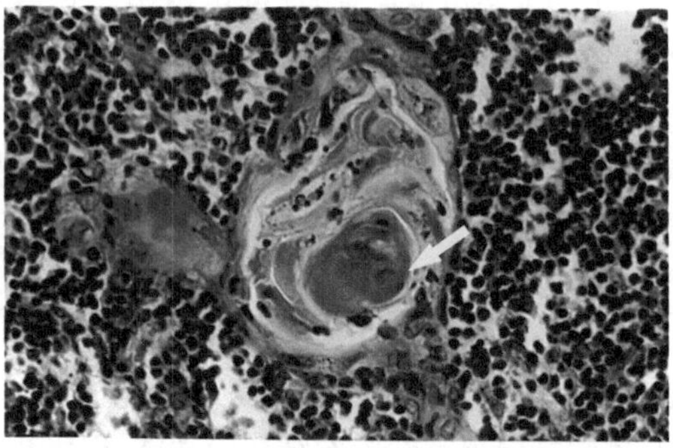

图 10-2　胎儿胸腺示胸腺小体（高倍）

2. 淋巴结

（1）取材：狗淋巴结。

（2）染色：HE。

（3）肉眼观察：完整淋巴结的切面，最外层浅红色的是被膜，其内包裹着紫蓝色的实质可分出周边深色的皮质和中央浅色的髓质，部分切片尚可见一侧凹陷的淋巴结门，门内结缔组织增厚。

（4）低倍镜观

1）被膜：较致密的结缔组织，染成粉红色，伸入实质成许多小梁，在切片上呈粗细不等的粉红色的索条状或不规则形，内有小血管及输入淋巴管穿行（彩图 11）。

2）皮质：位于被膜下方，由浅层皮质、副皮质区及皮质淋巴窦构成（图 10-3）。

浅层皮质：是近被膜处的淋巴组织，主要含 B 细胞，其内可见许多球团状的主要由 B 细胞密集而成的淋巴小结，小结周围为少量弥散淋巴组织。发育充分的淋巴小结中央浅染，可见明显的生发中心，生发中心分为暗区和明区，小结帽朝向被膜侧（图 10-4）。

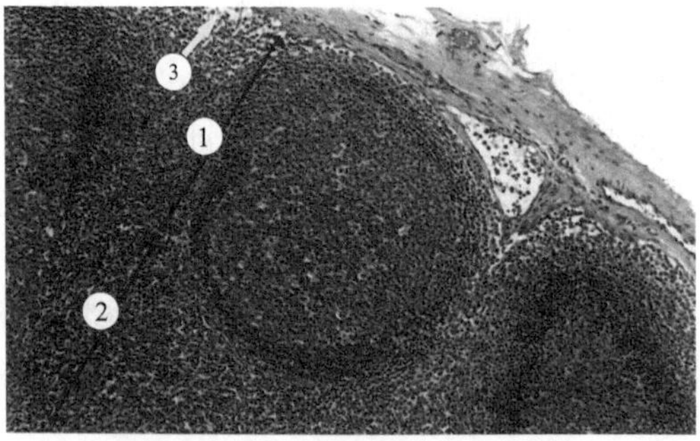

图 10-3　狗淋巴结皮质（低倍）

1. 浅层皮质；2. 副皮质区；3. 皮质淋巴窦

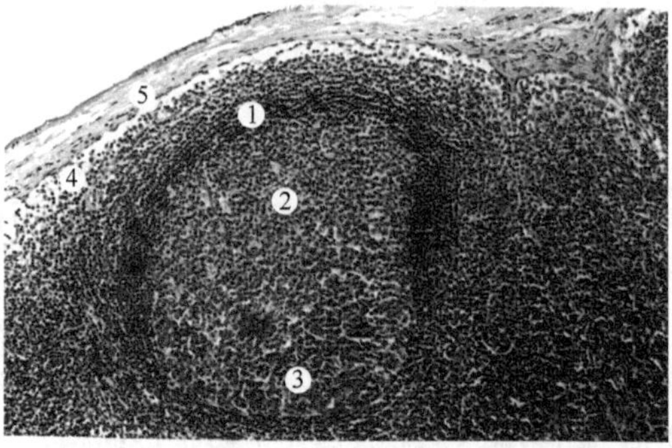

图 10-4　狗淋巴结皮质中淋巴小结（低倍）

1. 小结帽；2. 明区；3. 暗区；4. 皮质淋巴窦；5. 被膜

副皮质区：位于皮质和髓质交界处，又称深层皮质。主要有含大量 T 细胞的弥散淋巴组织组成，淋巴细胞弥散分布，其间有高内皮的毛细血管后微静脉（图 10-5）。

皮质淋巴窦：位被膜与淋巴小结之间，小梁与淋巴小结之间，呈不规则的腔隙。

3）髓质：位于淋巴结的中央，由髓索和髓窦构成（图 10-6）。

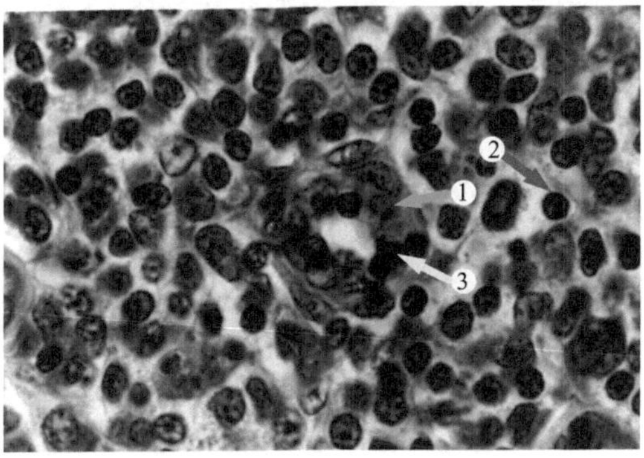

图 10-5 狗淋巴结中毛细血管后微静脉（高倍）

1. 高内皮细胞；2. 淋巴细胞；3. 穿越内皮的淋巴细胞

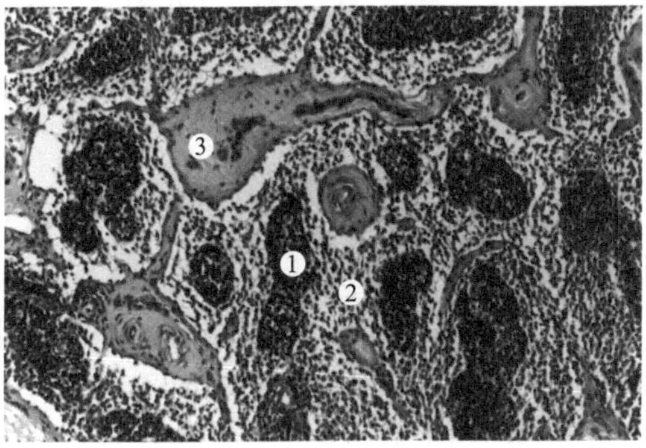

图 10-6 狗淋巴结髓质（低倍）

1. 髓索；2. 髓窦；3. 小梁

髓索（又称淋巴索）：淋巴细胞密集呈条索状，或不规则的块状。

髓窦：位于髓索之间，髓索和小梁之间，呈不规则的腔隙。

（5）高倍镜观：详细观察淋巴窦（皮质淋巴窦和髓质淋巴窦的总称）的结构（图 10-7）。

1）窦壁：衬以内皮，壁不完整，内皮细胞之间有裂隙，胞体扁平，核扁圆，突入窦腔内，胞质不清。

2）窦腔：窦腔内含较多星形内皮细胞，其胞体呈星形多突，核卵圆形，染色较淡，核仁清晰。巨噬细胞呈不规则形或卵圆形，胞质嗜酸性。淋巴细胞圆形，核大而圆，胞质甚少，故多见深蓝色核（注意：与血涂片上的淋巴细胞染色区别）。

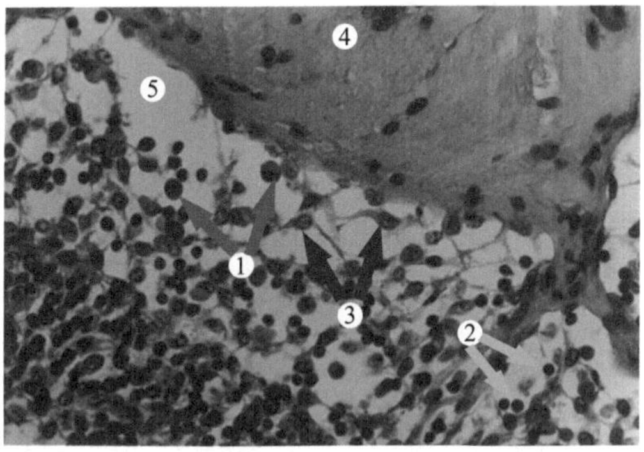

图 10-7 狗淋巴结髓质淋巴窦（高倍）

1. 巨噬细胞；2. 淋巴细胞；3. 星状内皮细胞；4. 小梁；5. 髓窦

3. 脾脏

（1）取材：人脾脏。

（2）染色：HE。

（3）肉眼观察：脾脏部分切片，凸面为被膜，其余为实质。实质中散在的紫蓝色小点是白髓，其余大部分呈红色，为红髓。

（4）低倍镜观

1）被膜：较厚的致密结缔组织，染成红色，部分覆盖有间皮，内含弹性纤维（不显）、胶原纤维和少量平滑肌纤维，伸入实质形成小梁（彩图 12）。

2）白髓：动脉周围淋巴鞘呈长条状（纵切面）或团块状（横切面），中央动脉位于中央；脾小体呈团块状，是脾内淋巴小结，位于淋巴鞘的一侧，亦常见生发中心（图 10-8）。

3）边缘区：位于红、白髓交界处，淋巴细胞较少，色浅。

4）红髓：弥散在白髓之间，由脾索和脾窦构成（图 10-9）。

脾索：相邻脾窦之间的条索状结构。

脾窦：大小不等的裂隙，内有血细胞。

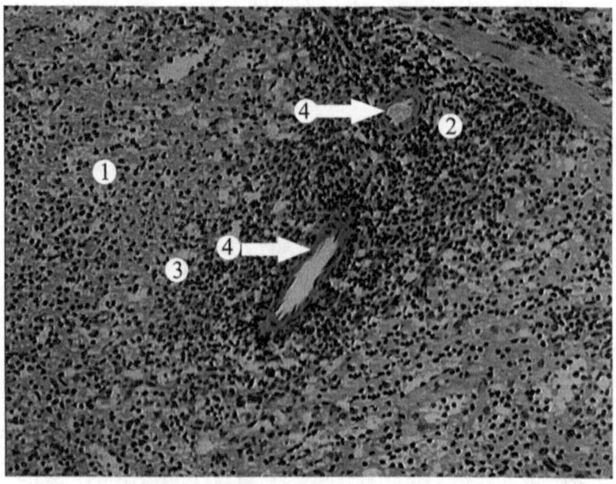

图 10-8 人脾脏实质(低倍)

1. 红髓;2. 动脉周围淋巴鞘;3. 边缘区;4. 中央动脉

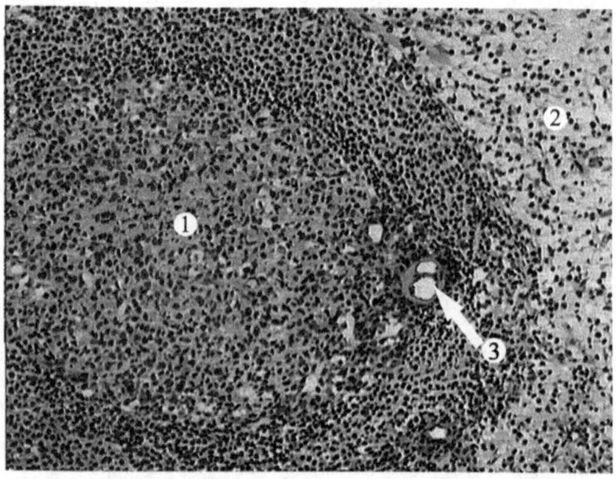

图 10-9 人脾脏白髓(高倍)

1. 脾小结;2. 红髓;3. 中央动脉

(5) 高倍镜观:重点观察红髓(图 10-10)。

1) 脾索:可见淋巴细胞、巨噬细胞、浆细胞和各种血细胞(有时不易区分)。

2) 脾窦:窦腔大小不等,且不规则,窦壁内皮细胞长杆状,沿着窦长轴平行排列,胞核突向窦腔。腔内可见各种血细胞。

4. 扁桃体

(1) 取材:人腭扁桃体。

(2) 染:HE。

(3) 肉眼观察:为扁桃体部分切面,凸面可见 2 ~ 3 个隐窝。

(4) 低倍镜观:扁桃体隐窝被覆有复层扁平上皮,其深面可见密集的淋巴小结及弥散淋巴组织,有的可见生发中心,其相对面为结缔组织的被膜(图 10-11)。

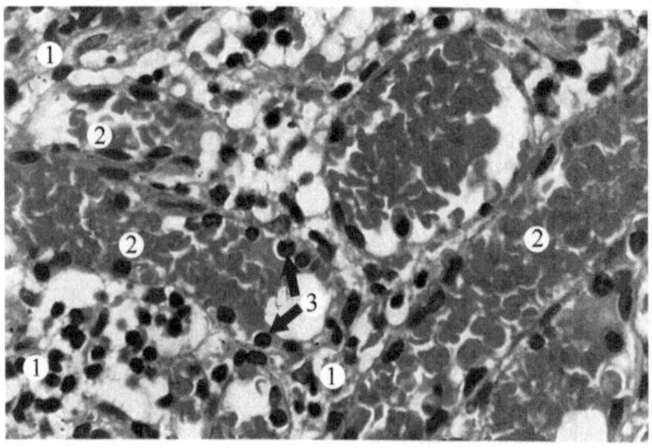

图 10-10 人脾脏红髓(高倍)

1. 脾索;2. 脾窦;3. 内皮细胞核

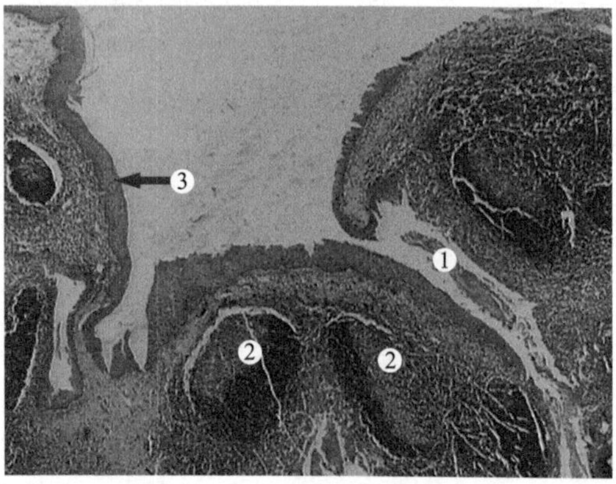

图 10-11 人腭扁桃体(低倍)

1. 扁桃体隐窝;2. 淋巴小结;3. 复层扁平上皮

练 习 题

(一) 选择题

A 型题

1. 不需要抗体介导起杀伤作用的细胞是(　　)

A. T 细胞　　B. B 细胞

C. NK 细胞　　D. 巨噬细胞

E. T 细胞和 B 细胞

2. 对于淋巴细胞特性的描述,哪一项错误(　　)
A. 是构成免疫系统的主要细胞群体
B. 具有显著的异质性
C. 细胞大小不等
D. 种类繁多,分工极细
E. 寿命较短,一般只存活 1 周左右

3. 对于淋巴小结的描述,哪一项错误(　　)
A. 又称淋巴滤泡
B. 主要由密集的 B 细胞组成
C. 大小不等,其数量和大小基本保持不变
D. 无生发中心的淋巴小结称初级淋巴小结
E. 有生发中心的淋巴小结称次级淋巴小结

4. 关于周围淋巴器官的描述,哪一项错误(　　)
A. 包括淋巴结、脾、扁桃体等
B. 其发生较中枢淋巴器官早,在出生数月后逐渐发育完善
C. 是成熟淋巴细胞定居、对外来抗原产生免疫应答的主要场所
D. 无抗原刺激时其体积相对较小
E. 受抗原刺激后则迅速增大,免疫应答过后又逐渐复原

5. 胸腺的特征性结构是(　　)
A. 淋巴小结　B. 胸腺小体
C. 白髓　D. 动脉周围淋巴鞘
E. 输入淋巴管

6. 淋巴结内发生细胞免疫应答时,结构明显增大的是(　　)
A. 浅层皮质　B. 副皮质区
C. 髓索　D. 髓窦
E. 毛细血管后微静脉

7. 淋巴结内发生体液免疫应答的主要场所是(　　)
A. 浅层皮质　B. 副皮质区
C. 皮窦　D. 髓窦
E. 毛细血管后微静脉

8. 对于生发中心的描述,错误的是(　　)
A. 是初级淋巴小结中央着色浅淡的区域
B. 是次级淋巴小结中央着色浅淡的区域
C. 含 B 细胞、巨噬细胞、滤泡树突状细胞和 Th 细胞等
D. 分为浅部的明区和其下方的暗区
E. 周边有一层密集的小 B 细胞形成小结帽

9. 在淋巴结内,滤过淋巴、清除抗原的细胞主要是(　　)
A. 淋巴窦壁的内皮细胞　B. 网状细胞
C. B 细胞　D. 浆细胞
E. 巨噬细胞

10. 脾的胸腺依赖区是(　　)
A. 脾小体　B. 脾索
C. 白髓　D. 动脉周围淋巴鞘
E. 边缘区

11. 脾血窦的特点不包括(　　)
A. 是一种静脉性血窦,形态不规则
B. 为脾索所包围,相互连接成网
C. 血窦壁如同多孔隙的栅栏,由平行排列的扁平内皮细胞围成
D. 内皮外有不完整的基膜及环行网状纤维
E. 血窦外侧有较多的巨噬细胞

12. 关于扁桃体的描述,哪一项错误(　　)
A. 属于周围淋巴器官
B. 上皮向固有层内陷形成隐窝
C. 隐窝周围聚集着弥散淋巴组织和淋巴小结
D. 上皮内有淋巴细胞浸润,称为淋巴上皮组织
E. 含有 T 细胞和 B 细胞,但不含浆细胞和巨噬细胞

13. 胸腺可培育和选择(　　)
A. 浆细胞　B. 巨噬细胞
C. 交错突细胞　D. T 细胞
E. 胸腺上皮细胞

14. 构成免疫系统核心的细胞是(　　)
A. 浆细胞　B. 肥大细胞
C. 白细胞　D. 淋巴细胞和巨噬细胞
E. 网状细胞

15. 关于单核吞噬细胞系统的特征,哪项错误(　　)
A. 广泛分布于全身各处
B. 有强的吞噬功能
C. 均起源于骨髓的幼单核细胞
D. 不包括血窦内皮细胞和网状细胞
E. 中性粒细胞参与该系统的组成

16. 脾窦是(　　)
A. 扩大的毛细血管　B. 扩大的毛细淋巴管
C. 上皮性分泌管道　D. 连续毛细血管
E. 静脉的膨大部分

17. 淋巴结内 T 细胞的聚集区是(　　)
A. 淋巴小结生发中心　B. 淋巴小结帽
C. 副皮质区　D. 髓质淋巴窦
E. 浅层皮质及淋巴窦内

18. 下列哪个器官中无血窦(　　)
A. 淋巴管　B. 脾脏
C. 肝脏　D. 肾上腺
E. 骨髓

19. 早期培育 B 细胞的淋巴器官是(　　)
A. 骨髓　　B. 胸腺
C. 脾　　D. 淋巴结
E. 扁桃体

20. 关于脾血窦的结构,下述哪项是错误的(　　)
A. 窦壁由长杆状内皮细胞组成
B. 内皮细胞间的间隙明显
C. 内皮外基膜完整
D. 网状纤维呈环状绕窦壁
E. 血窦与笔毛微动脉相连通

X 型题

1. 以下属于胸腺依赖区的结构是(　　)
A. 髓索　　B. 边缘区
C. 副皮质区　　D. 淋巴小结
E. 动脉周围淋巴鞘

2. 关于胸腺上皮细胞的描述,哪些正确(　　)
A. 构成胸腺的微细网架
B. 参与构成胸腺小体
C. 参与构成血-胸腺屏障
D. 只存在于胸腺皮质
E. 分泌胸腺素和胸腺生成素,促进胸腺细胞分化

3. 淋巴结浅层皮质的主要结构组成是(　　)
A. 副皮质区　　B. 淋巴小结
C. 小结间区　　D. 皮质淋巴窦
E. 小梁

4. 参与淋巴细胞再循环的细胞主要是(　　)
A. 效应 T 细胞　　B. NK 细胞
C. 记忆 T 细胞　　D. 记忆 B 细胞
E. 浆细胞

5. 关于 B 细胞的描述,哪些正确(　　)
A. 在骨髓内发育
B. 抗原刺激后,能分化成浆细胞
C. 参与机体的体液免疫应答
D. 参与机体的细胞免疫应答
E. 主要分布于淋巴结副皮质区

(二) 填空题

1. 免疫系统主要由________、________和________组成。主要有________、________、________三方面功能。

2. 免疫细胞主要包括________、________、________、________、________等。

3. 淋巴组织是以________作为网状支架,网眼内主要充满大量________和________细胞,该组织分为________和________两类。

4. 淋巴器官是以________为主构成的器官,中枢淋巴器官包括________和________,周围淋巴器官包括________、________和________。

5. 新生动物摘除胸腺后,该动物的血中________细胞减少,淋巴结的________区和脾脏的发育不良,将导致该动物的________功能大为减退。

6. 组成胸腺实质的细胞主要包括________、________和________。

7. 腭扁桃体表面被覆________上皮,上皮深陷形成________。

(三) 名词解释

1. 淋巴小结　**2.** 副皮质区　**3.** 血-胸腺屏障　**4.** 淋巴细胞再循环　**5.** 单核吞噬细胞系统

(四) 问答题

1. 试述淋巴结皮质的组织结构、主要的细胞分布和功能意义。

2. 试述脾白髓和红髓的组织结构和功能意义。

参 考 答 案

(一) 选择题

A 型题

1. C　**2.** E　**3.** C　**4.** B　**5.** B　**6.** B　**7.** A　**8.** A
9. E　**10.** D　**11.** C　**12.** E　**13.** D　**14.** D　**15.** E
16. A　**17.** C　**18.** A　**19.** A　**20.** C

X 型题

1. CE　**2.** ABCE　**3.** BC　**4.** CD　**5.** ABC

(二) 填空题

1. 淋巴器官;淋巴组织;免疫细胞;免疫防御;免疫监视;免疫稳定

2. 淋巴细胞;巨噬细胞;抗原提呈细胞;浆细胞;粒细胞

3. 网状组织;淋巴细胞;巨噬细胞;弥散淋巴组织;淋巴小结

4. 淋巴组织;胸腺;骨髓;淋巴结;脾;扁桃体

5. T 细胞;副皮质区;动脉周围淋巴鞘,细胞免疫

6. 胸腺细胞;胸腺上皮细胞;巨噬细胞

7. 复层扁平上皮;隐窝

(三) 名词解释(略)

(四) 问答题(略)

(周文献)

实习十一　皮肤及附属器

皮肤是人体面积最大的器官，由表皮和真皮构成，内有毛、皮脂腺、汗腺和指(趾)甲等附属器。皮肤有保护、感觉、分泌和防疫等功能。

一、目 的 要 求

(1) 掌握皮肤的结构，特别是表皮各类细胞的特点及角化过程。

(2) 了解汗腺腺泡和导管及毛发、皮脂腺的结构。

二、实 习 内 容

光镜观察标本

1. 足底皮

(1) 取材：人足底皮。

(2) 染色：HE。

(3) 肉眼观察：为一足底皮肤及其皮下组织的切面，凸面为掌侧，游离面紫蓝色波纹状线条及外的红色部分为表皮，深面为真皮和皮下组织染成粉红色，较疏松。

(4) 低倍镜观察：先找出表皮与真皮的分界，即角化的复层扁平上皮和不规则的致密结缔组织交界处，呈波纹状(图 11-1)。

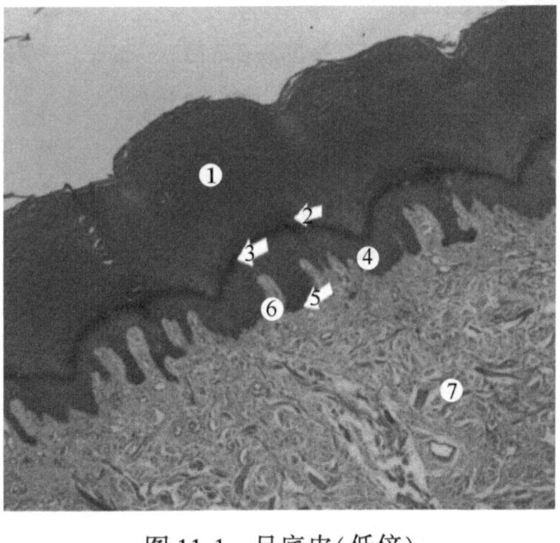

图 11-1　足底皮(低倍)

1. 角质层；2. 透明层；3. 颗粒层；4. 棘层；5. 基底层；6. 乳头层；7. 网状层

1) 表皮：细胞多层，浅表若干层细胞扁平，无核，细胞界限不清，一片粉红色，有时可见若干扁圆形空洞呈螺旋形弯曲排列，从真皮向表皮蜿蜒前进(最后开口于皮肤表面的汗孔)，即汗腺导管。

2) 真皮：表皮深面，由不规则致密结组织组成，可分两层。

乳头层：薄层结缔组织与表皮交界处部分，起伏不平，形成乳头，纤维较细，内有丰富的毛细血管，有的乳头内含有触觉小体。

网状层：位乳头层深层，纤维粗大成束，排列紧密，交织成网，内有较大血管、神经、汗腺腺泡和导管。

3) 皮下组织：位真皮下方，为疏松结缔组织，含大量的脂肪组织，较大的血管、神经束、汗腺腺泡、部分导管及环层小体。

(5) 高倍镜观察：详细观察表皮的各层特点及汗腺腺泡、导管(图 11-2)。

1) 表皮：角质形成细胞从深层到浅层可分五层。

基底层(生发层)：由一层排列整齐、较小的柱状或立方形细胞构成，核卵圆形，胞质较少，显较强的嗜碱性。

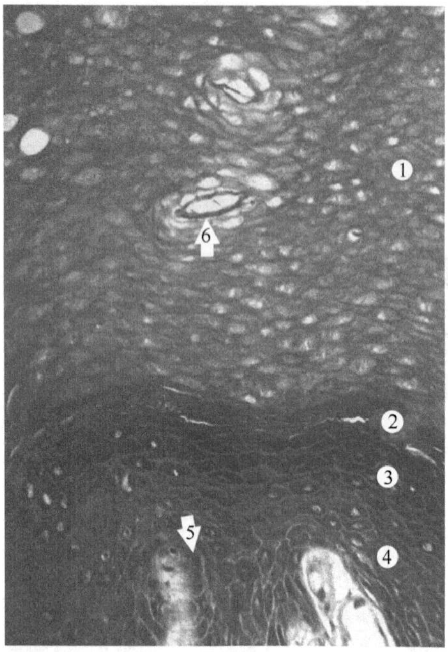

图 11-2 足底皮(高倍)

1. 角质层;2. 透明层;3. 颗粒层;4. 棘层;5. 基底层;6. 汗腺导管

棘细胞层:位基底层浅部 3 ~ 10 层较大的多边形细胞,核圆形或卵圆形,胞质丰富,略嗜碱性,细胞伸出许多细短的棘状突起,在暗光下明显易见。

颗粒层:位棘细胞层浅部 2 ~ 3 层细胞,细胞呈梭形,核染色较浅,细胞质中含有大小不等的强嗜碱性颗粒为透明角质颗粒。

透明层:位颗粒层浅部,数层扁平细胞,核消失,胞质透明,显嗜酸性,看不出细胞结构。

角化层:位透明层的浅表即皮肤的最表层,较厚,为多层角化的扁平细胞,充满均质状的角蛋白染成深红色,细胞核已不见。

2) 汗腺

腺泡:单层腺上皮细胞组成,细胞矮柱状或立方形,核椭圆形或圆形,胞质浅粉红色,上皮外方有扁平梭形的肌上皮细胞环绕,胞质深粉红色。

导管:由 2 ~ 3 层立方细胞或柱状细胞围成,胞质色深。

2. 头皮

(1) 取材:人头皮。

(2) 染色:HE。

(3) 肉眼观察:表皮较薄,真皮中可见毛根。

(4) 低倍镜观察:分出表皮和真皮,并与足底皮进行比较:表皮较薄,真皮较厚,内有皮肤附属器毛发、汗腺、皮脂腺、立毛肌等(图 11-3)。

1) 毛发:毛发是富含色素的上皮条索,制片过程中有的毛发已脱落,详细观察埋在皮肤内的毛根部分。毛根外有管状的鞘囊包裹即毛囊,切片中,毛囊往往切成各种不同断面。内是上皮性毛囊,外是结缔组织性毛囊,与周围组织互相延续,毛囊下端膨大成球状——毛球,毛球底部凹陷处含有结缔组织及丰富的毛细血管和神经——毛乳头。

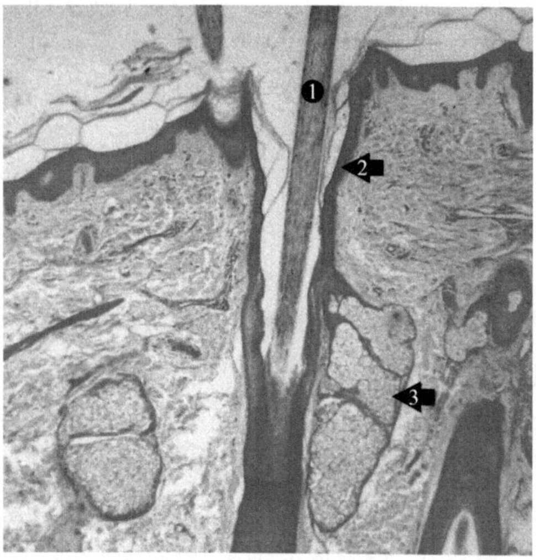

图 11-3 头皮(低倍)

1. 毛干;2. 毛囊;3. 皮脂腺

2) 皮脂腺:毛发与皮肤呈钝角处有一束斜行的平滑肌,称立毛肌,其一端附于毛囊,另一端终止于真皮的深部,皮脂腺多位于毛囊与立毛肌之间,为单分支的泡状腺。

分泌部:周围细胞较小为基细胞,近中心细胞大,多角形,胞质所含脂滴递增,因染色过程中溶解,故呈空泡状,胞核很小,位细胞中央,呈溶解萎缩状态。

导管部:很短,为复层上皮,开口于毛囊。

(5) 高倍镜观察:观察汗腺的结构(图11-4)。

1) 腺泡:单层腺上皮细胞组成,为一层淡染的锥形细胞,胞质浅粉红色,上皮外方有扁平梭形的肌上皮细胞环绕,胞质深粉红色。

2) 导管:由2层立方细胞围成,细胞较小,胞质弱嗜碱性。

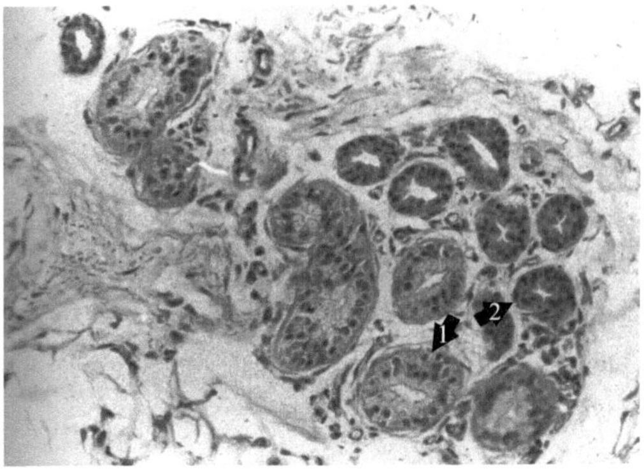

图11-4　汗腺(高倍)
1. 分泌部;2. 导管部

练　习　题

(一) 选择题

A型题

1. 厚表皮由深至浅的分层顺序是(　　)
A. 基底层、棘层、角质层、颗粒层、透明层
B. 基底层、透明层、棘层、角质层
C. 基底层、透明层、角质层、颗粒层、棘层
D. 棘层、颗粒层、透明层、角质层
E. 基底层、棘层、颗粒层、透明层、角质层

2. 薄皮肤的组成从浅到深是(　　)
A. 角质层、透明层、棘层、基底层
B. 角质层、颗粒层、棘层、基底层
C. 角质层、棘层、颗粒层、基底层
D. 角质层、透明层、颗粒层、棘层、
E. 透明层、颗粒层、棘层、基底层、

3. 与表皮再生有关的是(　　)
A. 基底层　B. 棘层
C. 颗粒层　D. 透明层
E. 角质层

4. 光镜下表皮颗粒层细胞嗜碱性是因为含大量(　　)
A. 游离核糖体　B. 张力丝
C. 板层颗粒　D. 透明角质颗粒
E. 角蛋白

5. 表皮基底细胞的特点不包括 (　　)
A. 立方形或低柱状
B. 胞质嗜酸性
C. 含有张力丝和丰富的游离核糖体
D. 借半桥粒与基膜相连接
E. 具有分裂增殖能力

6. 真皮的网状层 (　　)
A. 为致密结缔组织
B. 与表皮相邻接
C. 形成许多真皮乳头以增加与表皮的接触面
D. 含有触觉小体
E. 不含神经末梢器

7. 表皮细胞之间的主要细胞连接是(　　)
A. 紧密连接　B. 半桥粒
C. 桥粒　D. 中间连接
E. 缝隙连接

8. 手掌皮肤不含(　　)
A. 透明层　B. 真皮乳头
C. 触觉小体　D. 汗腺
E. 毛囊

9. 关于朗格汉斯细胞,哪项错误(　　)
A. 分散在表皮棘细胞之间
B. 胞质含伯贝克(Birbeck)颗粒
C. 能捕获、处理抗原,并传递给T淋巴细胞
D. 由B淋巴细胞演变而来
E. 是抗原提呈细胞

10. 关于毛发的结构,哪项不正确(　　)
A. 由毛干和毛根两部分组成
B. 毛干和毛根由排列规律的角化上皮细胞构成
C. 毛囊包在毛根周围,仅由上皮组织组成
D. 毛根毛囊的下端膨大形成毛球
E. 毛乳头内富含血管和神经

11. 毛的生长点是(　　)
A. 上皮根鞘　B. 毛球
C. 毛囊　D. 毛根

E. 毛乳头

12. 关于局泌汗腺的结构和功能,哪项错误( )

A. 分泌部由矮柱状染色浅的腺细胞围成

B. 分泌部盘曲成团

C. 导管由两层立方形细胞围成

D. 腺细胞与基膜间有肌上皮细胞

E. 其分泌主要受性激素调节

13. 甲床是( )

A. 由角化的复层扁平上皮组成

B. 由未角化的复层扁平上皮组成

C. 由真皮结缔组织组成

D. 由未角化的复层扁平上皮和真皮组成

E. 由角化的复层扁平上皮和真皮组成

X 型题

1. 表皮中不发生角化的细胞是( )

A. 基底细胞　　B. 黑素细胞

C. 棘细胞　　D. 朗格汉斯细胞

E. 梅克尔细胞

2. 皮肤的颜色决定于( )

A. 透明角质颗粒的存在与多少

B. 黑素颗粒的存在与分布

C. 黑素细胞的存在与多少

D. 表皮中毛细血管的分布

E. 真皮中毛细血管的分布

3. 表皮可衍生为( )

A. 毛发　　B. 指(趾)甲

C. 外泌汗腺　　D. 顶泌汗腺

E. 皮脂腺

4. 表皮棘层细胞的特点是( )

A. 细胞呈多边形　　B. 有棘状突起

C. 有板层颗粒　　D. 有透明角质颗粒

E. 有角蛋白丝

5. 真皮乳头层的特点有( )

A. 与表皮的连接面平直

B. 为较疏松的结缔组织

C. 含有丰富的毛细血管

D. 含有触觉小体

E. 含有环层小体

(二) 填空题

1. 皮肤的功能有________、________、________和________。

2. 表皮有两类细胞是________和________。

3. 厚表皮可分为五层由深到浅分别是________,________,________,________和________。

4. 非角蛋白形成细胞包括________,________,________。

5. 皮肤的附属结构________,________,________,和________。

6. 毛根外包的鞘状结构,包括________和________。

(三) 名词解释

1. 朗格汉斯细胞　**2.** 梅克尔细胞

(四) 问答题

1. 试述表皮的分层、组织结构和功能。

2. 试述真皮的组织结构。

参考答案

(一) 选择题

A 型题

1. E　**2.** B　**3.** A　**4.** D　**5.** B　**6.** A　**7.** C　**8.** E

9. D　**10.** C　**11.** B　**12.** E　**13.** D

X 型题

1. BDE　**2.** BE　**3.** ABCDE　**4.** ABCE　**5.** BCD

(二) 填空题

1. 保护;调节体温;感受刺激;参与物质代谢

2. 角蛋白形成的细胞;非角蛋白形成的细胞

3. 基底层;棘C层;颗粒层;透明层;角质层

4. 黑素细胞;朗格汉斯细胞;梅克尔细胞

5. 毛发;皮脂腺;汗腺;指(趾)甲

6. 上皮根鞘;结缔组织根鞘

(三) 名词解释(略)

(四) 问答题(略)

(吴　凯)

实习十二　内分泌系统

内分泌系统是机体的调节系统,与神经系统相辅相成,共同维持内环境的稳定,调节机体的生长发育和各种代谢活动,并控制生殖,影响行为。内分泌系统由内分泌腺和分布于其他器官内的内分泌细胞组成。内分泌细胞的分泌物称激素。大多数内分泌细胞分泌的激素通过血液循环作用于远隔的特定细胞。少部分内分泌细胞的激素可直接作用于邻近的细胞,称旁分泌。每种激素作用的特定器官或特定细胞,称为这种激素的靶器官或靶细胞。靶细胞具有与相应激素结合的受体,激素与受体结合后产生效应。内分泌腺的结构特点是:腺细胞排列成索状、团状或围成滤泡状,没有排送分泌物的导管,毛细血管丰富。

一、目的要求

(1) 观察甲状腺切片,掌握滤泡的形态,细胞的结构。

(2) 观察肾上腺切片,掌握皮质各带细胞形态特点及髓质结构。

(3) 观察垂体切片,掌握垂体的各部结构特点,辨别远侧部各种细胞的形态、染色反应特点。

二、实习内容

(一) 光镜观察标本

1. 甲状腺

(1) 取材:狗甲状腺。

(2) 染色:HE。

(3) 肉眼观察:完整甲状腺的切片,外为被膜,染成红色,内为实质,呈较深的红色。

(4) 低倍镜观察

1) 被膜:薄层结缔组织,伸入实质,分实质为许多不明显的小叶。

2) 实质:许多大小不等的滤泡和滤泡间的细胞团(图 12-1)。

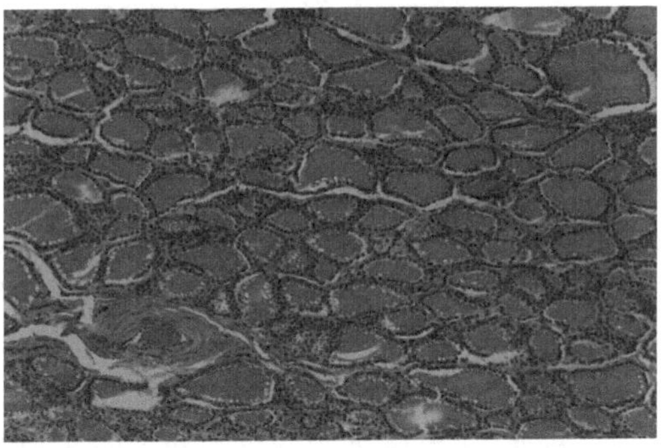

图 12-1　甲状腺(低倍)

由大小不等,形态不一的滤泡组成,滤泡腔充满粉红色均匀物质,滤泡由单层上皮细胞围成

(5) 高倍镜观察:见彩图 13。

1) 滤泡:大小不等,腔内充满胶状物,红色均匀一片;壁为单层上皮,上皮细胞多数呈立方形,也有呈扁平状或低柱状(为什么?)可分两大类。

滤泡细胞:占大多数,约 98%,细胞呈立方形(或扁平、低柱状)界限清楚。核圆球形(或扁平、椭圆形)位中央,胞质弱嗜酸性。

2) 滤泡间的细胞团:位滤泡间成团的细胞,属滤泡旁细胞。极少,只 2%。胞体大,卵圆形,胞质着色浅。核大,染色浅。该细胞常单个嵌在滤泡壁上,贴近基膜,但不能达到腔面。

2. 肾上腺

(1) 取材:猫肾上腺。

(2) 染色:HE。

(3) 肉眼观察:一完整的肾上腺切片,呈卵圆形,外有染成红色的被膜,内为实质,中央淡黄色的为髓质,外周红色为皮质。

(4) 低倍镜观察:见图 12-2。

1) 被膜:致密结缔组织,包围在实质外。

2) 实质:区分出皮质及髓质,详细观察。

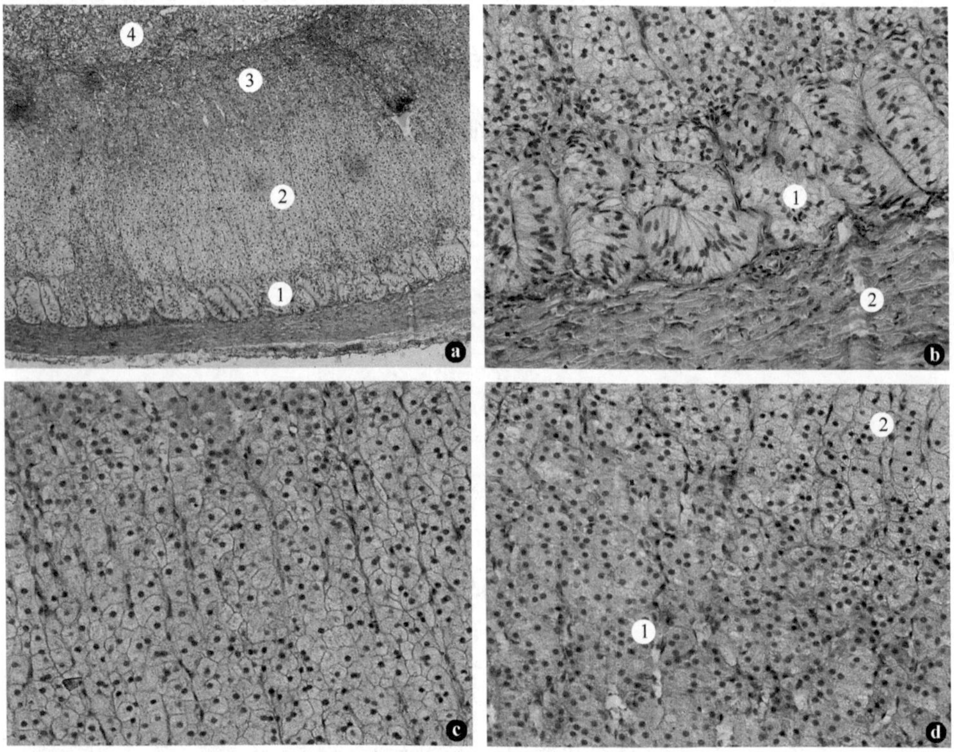

图 12-2 肾上腺皮质

a.(低倍)为肾上腺皮质,可见三个带,1 为球状带,2 为网状带,3 为束状带,4 为髓质;b.(高倍)1 为球状带,细胞排列为球团状,2 为被膜;c.(高倍)为束状带,细胞排列为束条状,细胞体积较大,着色淡;d.(高倍)1 为网状带,细胞体积变小,着色加深,2 为球状带

(5) 高倍镜观察:见图 12-3 和图 12-4。

1) 皮质:由于腺细胞的形态和排列方式不同。由外向内,可分三带。

球状带:位被膜下,较薄。细胞较小,排列呈球团状,核染色深,胞质略嗜酸性,脂滴较少。细胞球团之间有结缔组织和窦样毛细血管。

束状带:位球状带内方。较宽的一带。细胞排列呈单行或双行的索条或束,与被膜垂直,细胞多边形,核一个,有时有两个,胞质内有许多脂滴,呈空泡状。细胞索(或束)之间有结缔组织和窦样毛细血管。

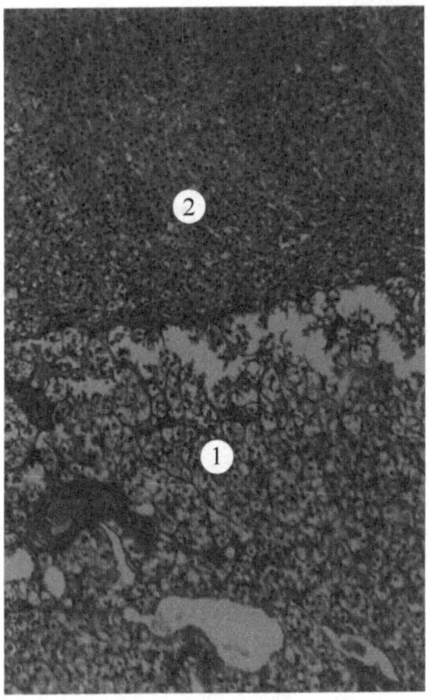

图 12-3　肾上腺

1. 髓质细胞,数量较多,呈多边形,胞质内有黄褐色颗粒;2. 网状带

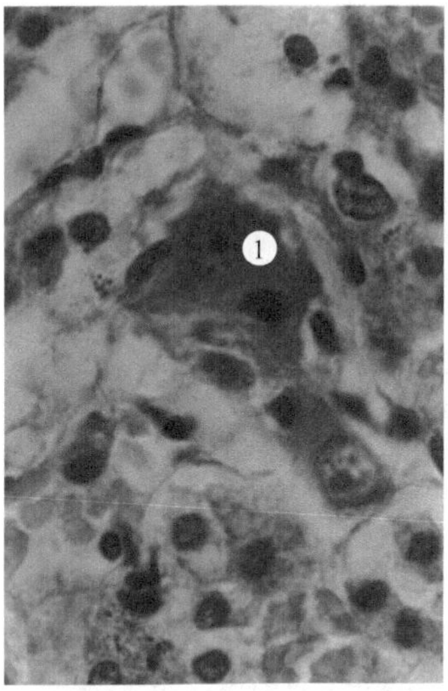

图 12-4　肾上腺髓质(HE,高倍)

1. 交感神经节细胞。髓质细胞间散在有少量交感神经节细胞,体积较大,有突起,核圆大,染色浅,可见清晰的圆核仁

网状带:位束状带内方,紧靠髓质。细胞呈索交错成网,部分细胞内可有染成黄褐色的脂褐素颗粒。网眼中有结缔组织和窦样毛细血管。

2) 髓质:位实质中央,有一中央静脉。细胞成团或索,其间有结缔组织和血管,细胞有两种。

嗜铬细胞:量多,呈多边形,核圆,染色浅,细胞质内有黄褐色的颗粒。

交感神经节细胞:很少,散在髓质中。体积较大,有突起,核圆大,染色浅,可见清晰的圆核仁。

3. 脑垂体

(1) 取材:猪脑垂体。

(2) 染色:BORGMAMN-铬苏木精。

(3) 肉眼观察:一个完整的垂体矢状切面,外有结缔组织被膜。实质可分出各部,(染色较浅的)最大部分为远侧部,(染色较深的)较小部分为神经部,二者之间狭长的裂隙为中间部,其中可见残存裂隙,与神经部相连的细长部分为垂体茎。

(4) 低倍镜观察:区分各部(图 12-5)。

1) 远侧部:几种着色不同的腺细胞排列成不规则的索条状或团块状。细胞团、索之间有丰富的血窦。

2) 神经部:大量的无髓神经纤维,许多散在的细胞和毛细血管。

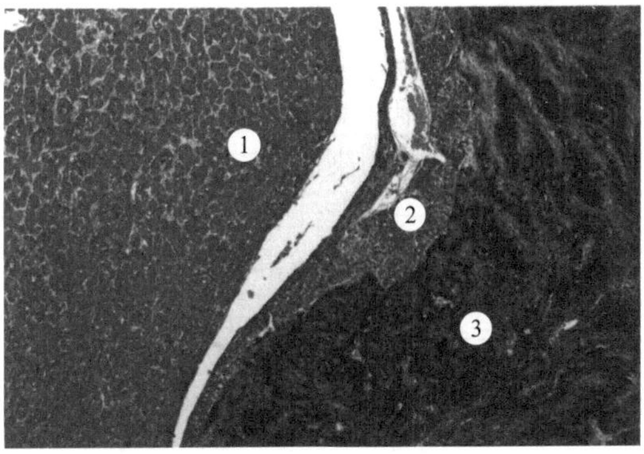

图 12-5　脑垂体实质(低倍)

1. 远侧部;2. 中间部;3. 神经部

3）中间部：(裂隙的后壁)主要为一些小的嗜碱性细胞。

（5）高倍镜观察：见图 12-6 和图 12-7。

1）远侧部：详细观察各种细胞。

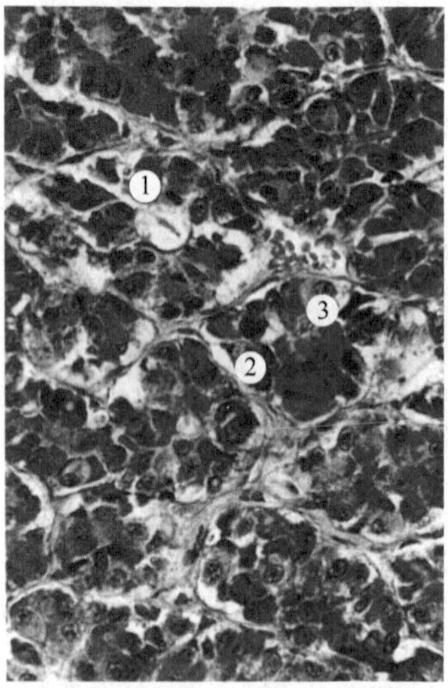

图 12-6　腺垂体远侧部(高倍)

1. 嗜酸性细胞，核圆，偏于一侧，胞质内有红色的粗大颗粒；2. 嗜碱性细胞，大小不等，形状不一，胞质中有染成深蓝色的小颗粒；3. 嫌色细胞，胞质内几乎无颗粒，染色呈淡灰色，细胞界限不清

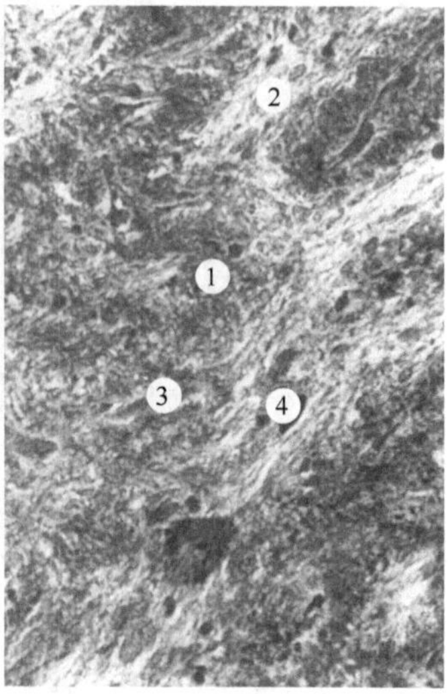

图 12-7　神经垂体神经部(高倍)

1. 大量的神经纤维，染成浅蓝色，交织成网；2. 许多散在的垂体细胞胞质不清楚，只见粉红色卵圆形核；3. 毛细血管，可见许多红细胞；4. 赫令体；无结构的染成深蓝色的小团块

嗜酸性细胞：量较多约占 40%，多为圆形，核圆，偏于一侧，核为紫色，胞质内有许多染成红色的粗大颗粒。

嗜碱性细胞：量最少约占 10%，体积较大，大小不等，形状不一，或圆形，多边形，胞质中有染成深蓝色的小颗粒。核染成紫色。

嫌色细胞：数量最多约占 50%，体积较小，核明显染成紫色，胞质内几乎无颗粒，染色呈淡灰色，细胞界限不清。

2）神经部

无髓神经纤维：染成浅蓝色，交织成网。

细胞：垂体细胞，胞质不清楚，只见粉红色卵圆形核。

赫令体：无结构的染成深蓝色的小团块(为轴突内分泌颗粒聚积而成)。

血窦：大小不一的紫红色的圆形或椭圆形的结构为血窦。

3）中间部：主要为较小的嗜碱性细胞，有一些可散在神经部内。

（二）示教

（1）滤泡旁细胞(银染)。

（2）交感神经节细胞。

三、案 例 分 析

患者，女，28 岁，农民，在家足月分娩第四胎。因产后胎盘不下，伴阴道大出血 1 小时 15

分钟，于1982年5月25日入院。产妇自觉头昏乏力，四肢麻木。入院检查：体温（T）36.7℃，脉搏（P）108次/分，呼吸（R）24次/分，血压（BP）40/20mmHg——发生休克。查体：神志清楚，面色苍白，皮肤湿冷，弹性差，脉细数，呼吸急促，心肺无异常。专科情况：外阴血染，有活动性出血，阴道内有一脐带，胎盘未剥离。实验室检查：血常规示Hb 84g/L，WBC 15×10^9/L。入院诊断：①胎盘滞留并出血；②失血性休克。

入院后立即给予静脉输液总量3200ml，输血400ml，同时给予抗感染，对症治疗，2小时后BP 95/60mmHg，并行徒手剥离胎盘，术中出血约100ml。12小时后再次输血400ml，1周后患者烦渴、多饮（8L/d）、多尿（8L/d）、低比重尿（1.004），血压正常。贫血外观，逐渐出现水肿，乏力，无乳汁分泌。检测基础代谢率为103.2kJ/(m^2·h)，检测血T_3、T_4、TSH、24小时尿17羟皮质类固醇、17酮类固醇均低于正常。3周后患者自动出院，1个月后死于感冒。

1. 可供参考的生理正常值

（1）红细胞数和Hb：成年女子红细胞数为（3.5～4.5）$\times10^{12}$/L；Hb 110～140g/L。

（2）正常成年人白细胞总数为（4.0～10）$\times10^9$/L。

（3）成年人安静状态时的收缩压为12.0～17.3kPa（90～130mmHg），舒张压为8.0～12.0kPa（60～90mmHg），脉压为4.0～5.3kPa（30～40mmHg）。

（4）正常成人安静时呼吸频率为12～18次/分。

（5）20～30岁女性基础代谢率为146.5kJ/(m^2·h)

（6）正常人每昼夜尿量为1000～2000ml，平均1500ml。尿的比重为1.010～1.025。

2. 问题

（1）根据该患者的临床资料，可判断她在产后出血后引发了哪个系统的疾患？

（2）根据已学过的知识，分析原因。

3. 讨论　产后出血是指产后24小时内出血量大于400ml者，是妇产科四大死亡原因之一。本例患者阴道出血量在2小时内达2000ml，入院时血压40/20mmHg，呈休克状态，全身各脏器缺血缺氧，尽管入院后已输血800ml，但Hb为79g/L，脑细胞缺血缺氧，垂体后叶缺血缺氧，造成短暂功能丧失或减弱，导致抗利尿激素分泌减少。患者出现烦渴多饮、多尿，尿比重降低等一系列尿崩症症状。如果失血严重，导致脑垂体坏死，产生Sheehan's综合征，将引起甲状腺、肾上腺皮质功能减退。

发病机制：现多认为系中枢性，因血容量严重不足，伴严重贫血，垂体或下丘脑缺血缺氧，暂时性功能障碍，加之妊娠期垂体生理性增生肥大，对缺血缺氧更敏感，使AVP产生、运输、分泌受阻，发生尿崩，而垂体发生缺血性坏死，导致Sheehan's综合征，尿崩症可长期存在，据报道5%的Sheehan's综合征患者合并尿崩症。

甲状腺素功能：略。

肾上腺皮质激素功能：略。

练　习　题

（一）选择题

A型题

1. 腺垂体嗜酸性细胞能分泌（　　）

A. 促肾上腺皮质激素　　B. 促甲状腺激素

C. 促性腺激素　　D. 生长激素

E. 黄体生长素

2. 关于甲状旁腺描述错误的是（　　）

A. 腺细胞分为主细胞和嗜酸性细胞

B. 嗜酸性细胞体积大，胞质嗜酸性

C. 主细胞分泌的激素属肽类激素

D. 分泌的激素参与血钙浓度调节
E. 嗜酸性细胞随年龄增长而减少

3. 盐皮质激素主要作用于肾脏的(　　)
A. 近端小管曲部　B. 近端小管直部
C. 细段　D. 远端小管直部
E. 远端小管曲部

4. 腺垂体分为(　　)
A. 前叶和后叶
B. 前叶和垂体柄
C. 远侧部、中间部和漏斗部
D. 远侧部、结节部和中间部
E. 前叶、中间部和正中隆起

5. 与肢端肥大症相关的是(　　)
A. 垂体细胞　B. 嗜酸性细胞
C. 嗜碱性细胞　D. 嫌色细胞
E. 以上都不是

6. 关于嫌色细胞描述错误的是(　　)
A. 体积小　B. 着色浅
C. 细胞界限清楚　D. 胞质少
E. 细胞数量较多

7. 神经垂体的功能是(　　)
A. 合成加压素和催产素
B. 调节腺垂体的功能活动
C. 储存和释放下丘脑视上核和室旁核分泌的激素
D. 受下丘脑弓状核分泌物的影响
E. 分泌黑素细胞刺激素

8. 甲状腺滤泡上皮细胞内与甲状腺激素合成和释放有关的细胞器是(　　)
A. 粗面内质网、高尔基复合体、溶酶体、微体
B. 中心体、粗面内质网、高尔基复合体、溶酶体
C. 高尔基复合体、微体、溶酶体、线粒体
D. 高尔基复合体、溶酶体、线粒体、中心体
E. 粗面内质网、高尔基复合体、溶酶体、线粒体

9. 甲状腺滤泡腔中储存的物质是(　　)
A. 四碘甲状腺原氨酸　B. 三碘甲状腺原氨酸
C. 甲状腺球蛋白　D. 碘化甲状腺球蛋白
E. 酪氨酸

10. 甲状旁腺的腺细胞可分为(　　)
A. 主细胞和嗜酸性细胞
B. A 细胞和 B 细胞
C. 滤泡上皮细胞与 C 细胞
D. 嗜酸性细胞和嗜碱性细胞
E. 主细胞和嫌色细胞

11. 产生肾上腺素的细胞是(　　)
A. 嗜酸性细胞　B. 嗜铬细胞
C. 主细胞　D. 交感神经节细胞
E. 嫌色细胞

12. 肾上腺皮质细胞超微结构特点是富含(　　)
A. 粗面内质网和滑面内质网
B. 滑面内质网和溶酶体
C. 粗面内质网和高尔基复合体
D. 高尔基复合体和溶酶体
E. 滑面内质网和脂滴

13. 肾上腺皮质球状带细胞分泌的激素的功能是(　　)
A. 排钾　B. 排钠保钾
C. 保钠　D. 排钾保钠
E. 以上均不是

14. 可产生雄性激素的细胞是(　　)
A. 肾间质细胞
B. 胰岛细胞
C. 肾上腺皮质网状带细胞
D. 肾上腺皮质球状带细胞
E. 垂体嗜碱性细胞

15. 关于甲状腺激素合成、分泌描述错误的是(　　)
A. 滤泡上皮细胞自血中摄取氨基酸
B. 在粗面内质网和高尔基复合体合成甲状腺球蛋白
C. 甲状腺球蛋白与摄入的碘在滤泡上皮细胞内结合
D. 分泌颗粒以胞吐方式排入滤泡腔储存
E. 释放入血的是经溶酶体水解的甲状腺激素

X 型题

1. 关于垂体神经部的描述正确的是(　　)
A. 有大量无髓神经纤维
B. 有窦状毛细血管
C. 有神经胶质细胞
D. 有赫令体
E. 合成与分泌抗利尿激素和催产素

2. 属于 APUD 系统的是(　　)
A. 甲状腺滤泡旁细胞
B. 甲状腺滤泡上皮细胞
C. 甲状旁腺细胞
D. 肾上腺皮质细胞
E. 肾上腺髓质细胞

3. 肾上腺髓质的组成成分包括(　　)
A. 嗜铬细胞　B. 交感神经节细胞
C. 中央静脉　D. 血窦

E. 中央动脉

4. 分泌雄激素的细胞是(　　)

A. 肾上腺皮质束状带细胞

B. 肾上腺皮质网状带细胞

C. 睾丸支持细胞

D. 睾丸间质细胞

E. 卵巢门细胞

5. 内分泌腺的结构和功能特点为(　　)

A. 腺细胞排成腺泡

B. 没有排出分泌物的导管

C. 腺体内含丰富的毛细血管

D. 腺细胞的分泌物叫做激素

E. 激素所作用的效应细胞叫做靶细胞

(二) 填空题

1. 甲状腺表面有结缔组织被膜,伸入实质,将其分为许多小叶,内含许多________,其壁是由________组成,腔内充满________。

2. 滤泡旁细胞分泌________,甲状旁腺主细胞分泌________,参与体内的血钙的调节。

3. 垂体分为________和________,前者包括________、________、________;后者包括________、________、________。

4. 垂体远侧部 HE 染色标本,按染色特征可将腺细胞分为三种:________、________、________。

5. 肾上腺外包结缔组织被膜,腺实质分为________和________,前者根据细胞形态结构和排列的形式,由外向内可分为________、________、________。

(三) 名词解释

1. 垂体门脉系统　**2.** 嗜铬细胞　**3.** 甲状腺滤泡　**4.** 赫令体

(四) 问答题

1. 试述肾上腺皮质的结构和功能。

2. 试述垂体远侧部的结构和功能。

3. 试述神经垂体与下丘脑的关系。

参考答案

(一) 选择题

A 型题

1. D　**2.** E　**3.** E　**4.** D　**5.** B　**6.** C　**7.** C　**8.** A　**9.** D　**10.** A　**11.** B　**12.** E　**13.** D　**14.** C　**15.** C

X 型题

1. ABCD　**2.** ACE　**3.** ABCDE　**4.** ABCD　**5.** BDE

(二) 填空题

1. 滤泡;甲状腺滤泡上皮细胞;胶体(碘化甲状腺球蛋白)

2. 降钙素;甲状旁腺素

3. 腺垂体;神经垂体;远侧部;结节部;中间部;神经部;正中隆起;漏斗柄

4. 嗜酸性细胞;嗜碱性细胞;嫌色细胞

5. 皮质;髓质;球状带;束状带;网状带

(三) 名词解释(略)

(四) 问答题(略)

(赵承军)

实习十三 消 化 管

消化管是从口腔至肛门的连续性管道，依次分为口腔、咽、食管、胃、小肠和大肠。消化管壁（除口腔和咽外）由内到外分为黏膜、黏膜下层、肌层及外膜四层。其中黏膜由上皮、固有层和黏膜肌层组成，是消化管各段结构差异最大、功能最重要的部分；黏膜肌层是消化管壁所特有的结构。

一、目 的 要 求

（1）了解各种舌乳头和味蕾结构，了解牙的结构。

（2）掌握消化道典型的四层结构及机能意义。

（3）掌握胃黏膜内胃底腺的各种细胞结构及其功能。

（4）掌握小肠绒毛、肠腺的结构及其功能。

（5）了解结肠一般结构特点。

二、实 习 内 容

光镜观察标本

1. 舌

（1）取材：人舌。

（2）染色：HE。

（3）肉眼观察：舌的一部分，可见一缘凸凹不平，染成蓝色的舌背黏膜。深面大部分染成红色即舌肌。黏膜向表面突出形成舌乳头，其中轮廓乳头最大，顶端膨大，顶面平坦，两侧有深陷之沟，沟外黏膜隆起成廊。其余为菌状乳头和丝状乳头。

（4）低倍镜观

1）黏膜：表面为复层扁平上皮，上皮中有染色浅的圆形或不规则形结构，这是舌乳头固有膜结缔组织的横切或斜切，固有膜深层有较多的小唾液腺——味腺，详细观察各种乳头，每一个乳头浅表有上皮，轴心是固有膜的结缔组织。

丝状乳头：呈细长圆锥形，上皮浅层细胞有角化现象——均质的粉红色结构（图 13-1）。

菌状乳头：较少、较大，呈蘑菇状，上皮浅层细胞不角化，有时可见味蕾。

轮廓乳头：体积最大，顶面较平坦，四周深陷形成一环沟，沟外黏膜隆起，形成乳头的轮廓结构，上皮不角化，环沟内壁的上皮内味蕾较多，环沟底有时可见味腺开口，味腺为浆液性腺（图 13-2）。

2）舌肌：骨骼肌束纵横交错，肌束之间有小唾液腺。

（5）高倍镜观：味蕾为卵圆形小体，顶有小孔——味孔，开口于轮廓沟，小体内有两种细胞（图 13-3）。

Ⅰ型味细胞：呈梭形，位于味蕾中央，核细长、色深、顶有味毛伸入味孔。

Ⅱ型味细胞:数目较多,也呈梭形,多位于味蕾的周围部,核卵圆,色浅,顶有味毛伸入味孔。

基细胞:锥体型,较小,位于味蕾深部,为未分化细胞。

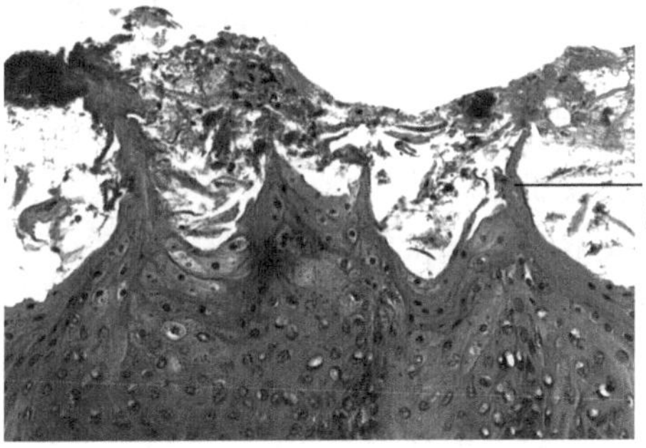

图 13-1　人舌中的丝状乳头(低倍)

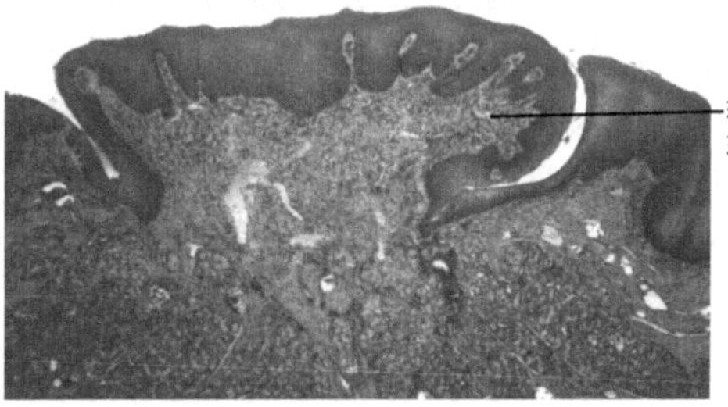

图 13-2　人舌中的轮廓乳头(低倍)

2. 牙

(1) 取材:人牙磨片。

(2) 染色:洋红浸染。

(3) 肉眼观察:完整牙的磨片,中央腔隙为牙髓腔,腔周围为牙本质,最外层为牙釉质(覆盖在牙冠表面)和牙骨质(覆盖在牙根表面)。

(4) 低倍镜观

1) 牙釉质:呈黄褐色。可见釉柱从釉质与牙本质交界处向牙的表面呈放射状排列,釉柱之间为釉柱间质(图 13-4)。

2) 牙本质:较厚,呈淡粉红色,充满了平行排列的拉长"S"形的牙小管。

3) 牙骨质:似骨组织,可见骨陷窝、骨小管。在牙根的牙本质外可观察到。

4) 牙髓腔。(思考:为什么呈空腔?)

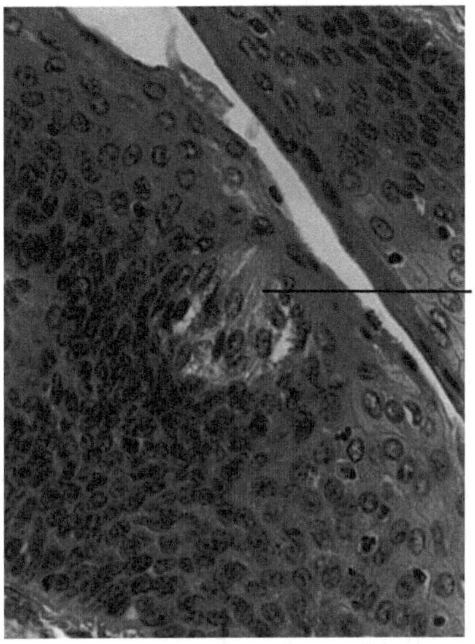

图 13-3　人舌中的味蕾(高倍)

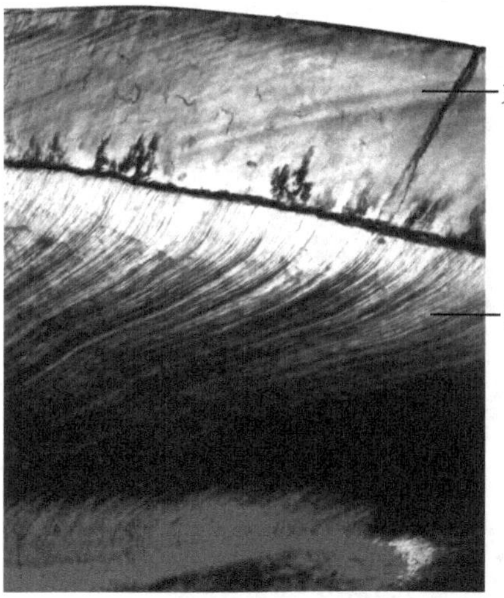

图 13-4　人牙磨片光镜像(洋红染色)

3. 食管

（1）取材：狗食管上端（横断面）。

（2）染色：HE。

（3）肉眼观察：食管壁横断面，腔面不整齐，可见数个纵行皱襞断面，管壁中间浅色为黏膜下层，其内为黏膜，其外为肌层和外膜。

（4）低倍镜观：可见食管壁的四层结构（彩图 14），自内向外分：

1）黏膜：位于最内面，又可分为上皮、固有膜和黏膜肌层。

上皮：未角化的复层扁平上皮，基底层与固有膜交界处呈起伏状的波浪形。

固有膜：位于上皮深面的一薄层结缔组织，内有丰富的小血管；数个孤立淋巴小结。

黏膜肌层：一薄层纵行平滑肌。

2）黏膜下层：为疏松结缔组织，内含较大血管、神经（偶见神经丛）、淋巴管和食管腺。

食管腺：一种较小的复管泡状腺，分泌黏液，腺泡位于此层，导管从此层向内穿过黏膜，开口于食管腔内。导管腔大，由二层上皮围成。

3）肌层：骨骼肌，分内环、外纵层。肌层之间有较多疏松结缔组织、血管和神经丛。（思考：该标本取自食道的哪一段？）

4）外膜：纤维膜。

4. 胃

（1）取材：狗胃底。

（2）染色：HE。

（3）肉眼观察：胃底一部分，凹面有两个横断皱襞，表面紫蓝色的黏膜，黏膜向外浅粉红色为黏膜下层，其外红色的为肌层。

（4）低倍镜观：胃底壁的结构自内向外可分为四层。

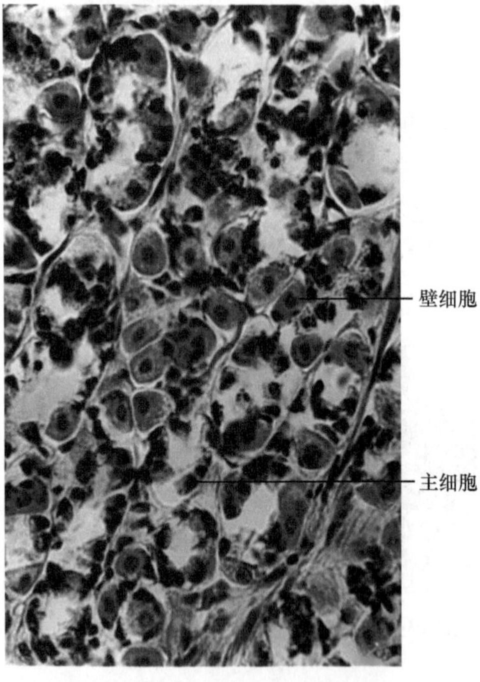

图 13-5 狗胃底腺（高倍）

1）黏膜：位于凹面，可分为以下三层。

上皮：单层柱状上皮，因胞质中合丰富黏原颗粒，制片时溶于水，着色浅，故细胞顶部呈透明区。细胞界线清楚，上皮向深部凹陷成胃小凹，胃腺开口于此。

固有膜：内有结缔组织纤维和细胞，少量散在的平滑肌、血管及充满大量的平行排列的单管腺或分支管腺——胃底腺，由于切片关系，腺体常被切成各种形状的切面。

黏膜肌层：为薄层平滑肌，分内环（被横断）外纵层（被纵断）。

2）黏膜下层：为结缔组织，内有血管、淋巴管和神经丛。

3）肌层：分内斜、中环、外纵层，肌层之间有神经丛。

4）外膜：浆膜。

（5）高倍镜观

1）壁细胞：主要分布于腺体颈部及体部

的上中段,细胞体积大,三角形或圆形,核圆,1～2个,位中央,胞质嗜酸性(图13-5)。

2）主细胞:量多,主要分布于腺体的体、底部,细胞呈柱状,核圆,核位基底部,顶部透亮,基部细胞质嗜碱性(为什么?)。

3）颈黏液细胞:量较少,分布于腺体的颈部,常夹在壁细胞之间,呈柱状或烧杯状,核扁平,贴于细胞基底部,顶部透亮(为什么?)。

5. 小肠

(1) 取材:狗小肠(横断面)。

(2) 染色:HE。

(3) 肉眼观察:为小肠壁横断,内层紫蓝色部分为黏膜,还可见许多细小的紫色突起——小肠绒毛。粉红色的为黏膜下层,红色的为肌层。

(4) 低倍镜观:小肠的各层结构(具消化管道的一般结构)。

1）黏膜:分为上皮、固有膜、黏膜肌层。重点观察绒毛和肠腺的结构。

绒毛:上皮和固有膜突入管腔形成的指状结构,表面覆以上皮,固有膜结缔组织构成绒毛中轴。①上皮:单层柱状上皮,可见大量柱状细胞,其间夹有少量杯状细胞,上皮游离缘有一条红染的均质的带状结构——纹状缘;②绒毛中轴:为固有膜,可见结缔组织,血管。

肠腺:上皮向固有膜凹陷形成的单管腺,开口于绒毛之间,腺上皮与绒毛上皮相连续,亦为单层柱状上皮,内有柱状细胞和杯状细胞(其余三种细胞本片中不易区分)。此外,固有膜内可见集合淋巴小结。

黏膜肌层:一薄层平滑肌,分层不明显。

2）黏膜下层:为结缔组织,内有较大血管、淋巴管、神经丛。

3）肌层:平滑肌,分内环、外纵层,肌层之间有神经丛。

4）外膜:为浆膜,有的地方已脱落。

(5) 高倍镜观

1）上皮:暗光下更清楚地看到细胞界限及游离面的纹状缘。

2）绒毛中轴:内有四种结构(彩图15)。

中央乳糜管:为毛细淋巴管,位绒毛中央,腔大、壁薄,只一层内皮,近绒毛顶端为盲端,腔内无血细胞。

毛细血管:位中央乳糜管周围,较丰富。

平滑肌:散在,纵行排列。

结缔组织(与免疫有关结构):内有淋巴细胞、巨噬细胞、肥大细胞。浆细胞、嗜酸粒细胞(不详细识别)。

6. 小肠

(1) 取材:狗小肠(纵断面)。

(2) 染色:HE。

(3) 肉眼观察:为小肠壁部分纵断面。近腔面可见四个环形皱襞横断面,还可见许多细小的紫蓝色突起为绒毛,粉红色为黏膜下层,红色为肌层。

(4) 低倍镜观

1）黏膜:分上皮、固有膜、黏膜肌层。

2）黏膜下层:可见黏膜下神经丛。

3）肌层:为平滑肌,内环层(被横断)、外纵层(被纵切)。

4）外膜：浆膜。部分区域外膜脱落。

（5）高倍镜观：重点观察小肠绒毛中轴结构。

7. 十二指肠

（1）取材：狗十二指肠。

（2）染色：HE。

（3）肉眼观察：呈圆形横切面，黏膜表面有较长的细小紫蓝色突起——绒毛。

（4）低倍镜观

1）黏膜：绒毛呈叶状，突向管腔，固有膜中可见肠腺断面，黏膜肌为内环、外纵两层平滑肌组成。

2）黏膜下层：疏松结缔组织，含有血管、神经、十二指肠腺（黏液性腺）（图 13-6）。

3）肌层：平滑肌，内环、外纵两层。

4）外膜：约 2/3 为浆膜，另 1/3 为纤维膜。

（5）高倍镜观：重点观察十二指肠腺。十二指肠腺为分支管泡状腺，腺细胞为黏液性腺细胞，呈矮柱状，核扁圆形，靠近细胞基部，胞质染色浅；腺导管由单层柱状上皮组成。腔较大，并穿过黏膜肌层开口于肠腺底部或绒毛之间。

8. 大肠

（1）取材：狗结肠。

（2）染色：HE。

（3）肉眼观察：完整结肠横切面，呈环形，管腔呈不规则的狭隙，腔面紫蓝色为黏膜。

（4）低倍镜观：在掌握了小肠结构的基础上，重点在两者之间结构的区别，即了解大肠的特点。

1）上皮：大量杯状细胞和少量柱状细胞（图 13-7）。

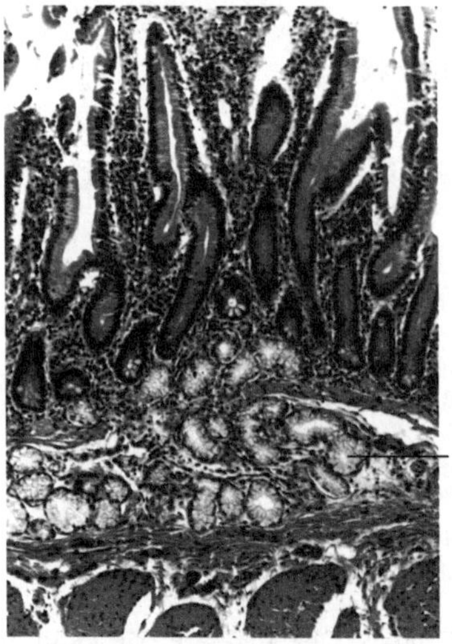

图 13-6　狗十二指肠（低倍）

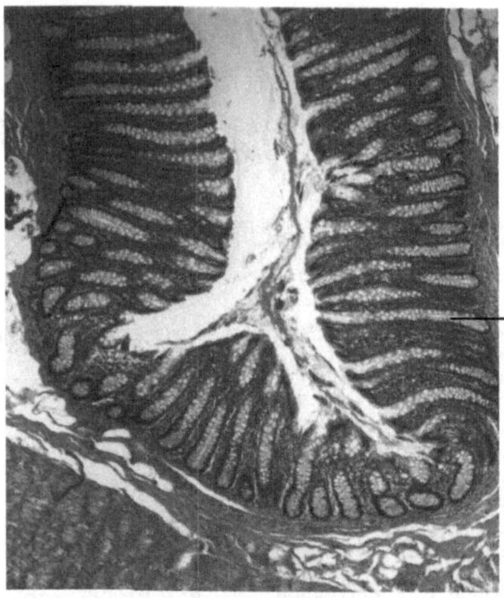

图 13-7　狗结肠（低倍）

2）固有膜：充满了大量平行排列的单管腺——大肠腺，有的孤立淋巴小结延伸达黏膜下层。

3）肌层：平滑肌，分内环，外纵层。内环肌较厚，外纵肌在形成的三条结肠带处较厚，各带间纵肌较薄，肌层之间可见肌间神经丛。

9. 阑尾

（1）取材：人阑尾。

（2）染色：HE。

（3）肉眼观察：阑尾横切面，腔内椭圆形浅蓝色结构为食物残渣与细胞碎片，腔面不整齐，紫蓝色层为黏膜层及近黏膜的黏膜下层，最外环绕的粉红色为部分黏膜下层，肌层及外膜。

（4）低倍镜观：黏膜结构类似大肠，但肠腺较少，固有膜中可见丰富的淋巴小结，并突入黏膜下层，致使黏膜肌层不完整。肌层为内环外纵平滑肌，外膜为浆膜（图 13-8）。

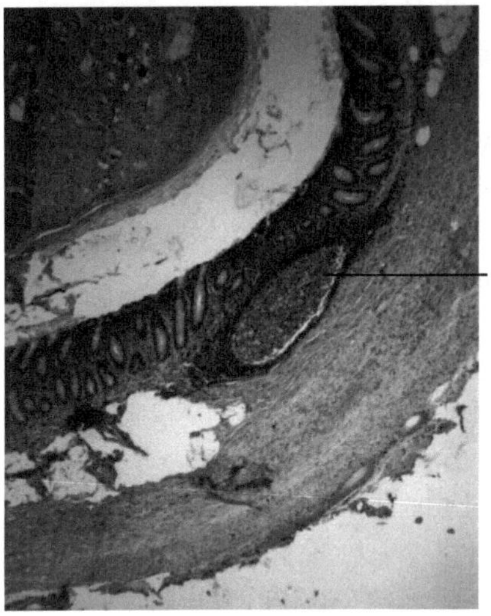

图 13-8　人阑尾（低倍）

练　习　题

（一）选择题

A 型题

1. 消化管各段之间结构差异最大、与功能关系最密切的部分是（　　）

A. 黏膜　　B. 黏膜肌层
C. 黏膜下层　　D. 肌层
E. 外膜

2. 味蕾不存在于（　　）

A. 丝状乳头　　B. 轮廓乳头
C. 菌状乳头　　D. 软腭和会厌
E. 咽

3. 人体内最坚硬的组织是（　　）

A. 牙本质　　B. 釉质
C. 骨密质　　D. 牙骨质
E. 纤维软骨

4. 食管腺（　　）

A. 为纯浆液性腺　　B. 为管状腺
C. 分泌淀粉酶　　D. 位于固有层
E. 位于黏膜下层

5. 食管的组织结构特点不包括（　　）

A. 黏膜上皮为复层扁平上皮
B. 上、下端固有层可有少许黏液性腺
C. 黏膜下层含食管腺
D. 肌层为纵行的平滑肌
E. 外膜为纤维膜

6. 胃黏膜的上皮细胞（　　）

A. 主要是分泌黏液的杯状细胞
B. 顶部胞质含大量黏原颗粒
C. PAS 反应阴性
D. 分泌的黏液中含高浓度 H^+
E. 脱落后由主细胞增殖补充

7. 胃底腺壁细胞内 H^+ 和 Cl^- 结合成盐酸的部位是（　　）

A. 粗面内质网　　B. 滑面内质网
C. 细胞内分泌小管　　D. 微管泡系统
E. 线粒体

8. 胃底腺的主细胞主要合成和分泌（　　）

A. 盐酸　　B. 外因子
C. 内因子　　D. 胃蛋白酶
E. 胃蛋白酶原

9. 关于 Paneth 细胞的描述哪一点是错误的（　　）

A. 是小肠腺特有的细胞
B. 位于小肠腺的基底部
C. 细胞顶部有粗大的嗜酸性分泌颗粒
D. 分泌颗粒含溶菌酶
E. 属于弥散神经内分泌系统

X 型题

1. 黏膜下层含有腺体的器官是（　　）

A. 食管　　B. 胃
C. 十二指肠　　D. 空肠和回肠

E. 气管

2. 胃底腺主细胞的结构和功能特点是(　　)

A. 腺的底部最多,细胞呈柱状

B. 核位于基部,胞质嗜酸性

C. 细胞顶部充满分泌颗粒

D. 粗面内质网丰富,高尔基复合体发达

E. 合成和分泌胃蛋白酶原

3. 小肠绒毛固有层中含有(　　)

A. 有孔毛细血管网　B. 毛细淋巴管网

C. 淋巴细胞和浆细胞　D. 散在的平滑肌纤维

E. 散在的神经丛

4. 小肠绒毛上皮的细胞组成有(　　)

A. 吸收细胞　B. 杯状细胞

C. Paneth 细胞　D. 内分泌细胞

E. 微皱褶细胞

5. 胃肠内分泌细胞的特点是(　　)

A. 散在分布于上皮和腺体内

B. 细胞数量和种类多于任何一个内分泌腺

C. 细胞均贴附于基膜,游离面均到达腔面

D. 分泌颗粒多聚集于细胞基底部

E. 合成和分泌生物活性胺或多肽激素

(二) 填空题

1. 消化管的黏膜由________、________、________组成。

2. 消化管黏膜的浆细胞分泌的 IgA 与上皮细胞产生的________结合形成________, 释放入管腔内,可抑制细菌繁殖和病毒复制。

3. 胃底腺主细胞分泌________,在壁细胞分泌的________作用下形成有活性的________。

4. 壁细胞的________形成细胞内分泌小管,小管腔面有________。

(三) 名词解释

1. 黏液-碳酸氢盐屏障　**2.** 小肠绒毛

(四) 问答题

1. 简述消化管管壁的一般结构特点。

2. 比较食管、胃体、小肠和结肠黏膜的结构。

参考答案

(一) 选择题

A 型题

1. A　**2.** A　**3.** B　**4.** E　**5.** D　**6.** B　**7.** C　**8.** E　**9.** E

X 型题

1. ACE　**2.** ACDE　**3.** ACD　**4.** ABDE　**5.** ABDE

(二) 填空题

1. 上皮;固有层;黏膜肌层

2. 分泌片;sIgA

3. 胃蛋白酶原;HCl;胃蛋白酶

4. 细胞膜内陷;微绒毛

(三) 名词解释(略)

(四) 问答题(略)

(黑常春)

实习十四　消　化　腺

消化腺包括大消化腺（大唾液腺、胰腺和肝脏）以及分布于消化管壁内的许多小消化腺。大消化腺是实质性器官，包括由腺细胞组成的分泌部和导管。消化腺的分泌物经导管排入消化管，对食物进行消化，有的消化腺还具有内分泌功能。

一、目 的 要 求

（1）掌握肝小叶和门管区的结构。

（2）区分胰腺内、外分泌部，了解外分泌部中的腺泡、导管的组织结构。

二、实 习 内 容

光镜观察标本

1. 肝脏

（1）取材：猪肝。

（2）染色：HE。

（3）肉眼观察：猪肝的一部分，一缘较平整为被膜，余为实质。

（4）低倍镜观

1）被膜：一层致密结缔组织，结缔组织由肝门伸入实质，将其分成许多小叶——肝小叶（彩图16）。

2）肝小叶：找一典型、完整的肝小叶，可见以下结构：

中央静脉：位小叶中央的一条静脉，由内皮和少量结缔组织组成，与四周的肝血窦相通连（图14-1）。

肝板（肝细胞索）：肝细胞以中央静脉为中心，呈板状放射状排列。相邻肝板互相连成网。小叶边缘肝细胞排列成环形肝板——界板。

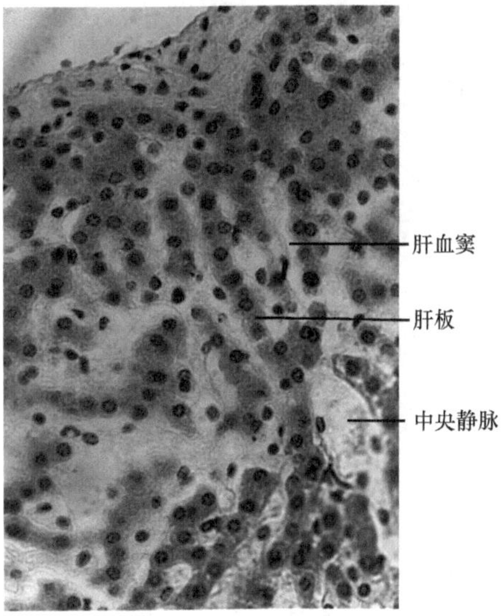

图14-1　猪肝（高倍）

肝血窦：位肝板之间，也以中央静脉为中心呈放射状排列的不规则的腔隙，相连成网。

胆小管：位于肝板内肝细胞与肝细胞之间的管道（图14-2）。

3）门管区（汇管区）：邻近几个肝小叶之间的结缔组织，其内有三种伴行的管道（图14-3）。

小叶间动脉：管径较细，管腔小而圆，管壁较厚，内皮外面有数层环行平滑肌围绕。（思考：它是哪个结构的分支？）

小叶间静脉：管径较粗，管腔大而塌陷，呈不规则形，管壁较薄，内皮下面是薄层结缔组织及散在平滑肌。（思考：它是哪个结构的分支？）

小叶间胆管：管径细小，内衬单层立方上皮。（思考：它是哪个结构的分支？）

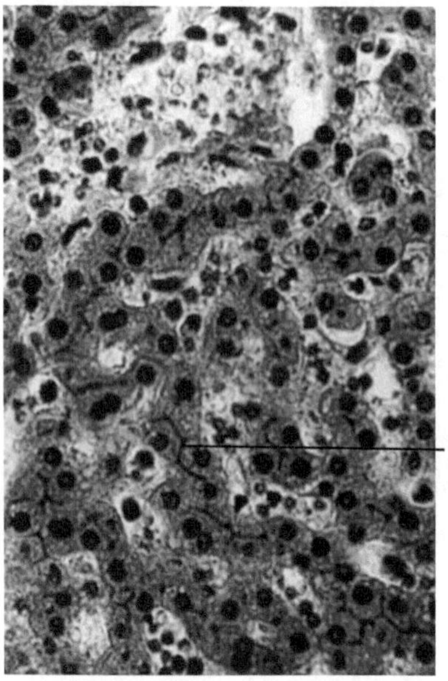

图 14-2 猪肝(ATP 酶染色,高倍)

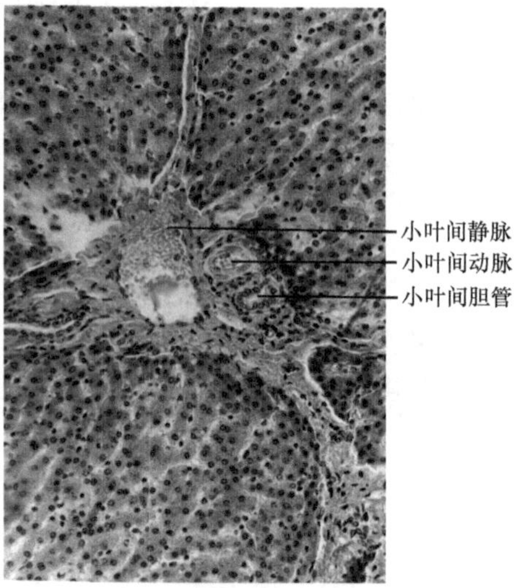

图 14-3 猪肝中的门管区(高倍)

肝小叶间结缔组织内单独行走的静脉,为小叶下静脉。管腔大。

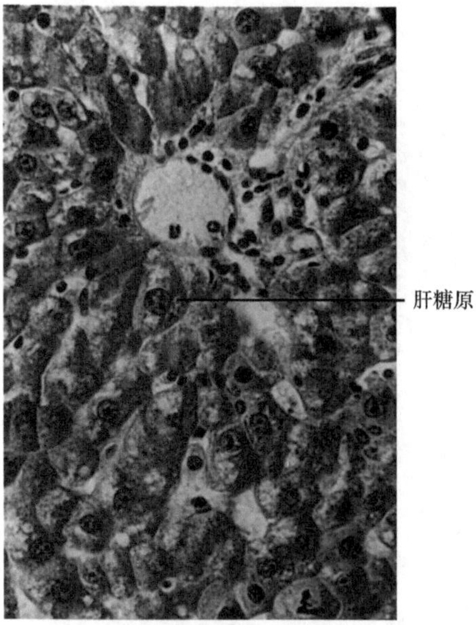

图 14-4 小鼠肝糖原(PAS 染色,高倍)

(5) 高倍镜观:详细观察肝细胞、肝血窦、门管区内三种管道。

1) 肝细胞:较大的多角形细胞,核 1 ~ 2 个,大而圆位中央,核染色浅,可见核仁。胞质嗜酸性,可见嗜碱性颗粒。PAS 染色可见胞质内糖原着色(图 14-4)。

2) 肝血窦

窦壁:扁平的内皮细胞,核扁圆,突入腔内。

窦腔:内有大而不规则的星形多突起的库普弗细胞,核呈圆形或椭圆形,染色较浅,还可见各种血细胞。

3) 门管区:更清楚地观察到三种伴行的管道的特点。

2. 肝血管注射

(1) 取材:兔肝。

(2) 制片方法:印度墨汁灌注。

(3) 低倍镜观:低倍肝脏的血窦与血管内均充满黑色墨汁明胶,在门管区可见到小叶间静脉,它们有分支从小叶边缘通入肝血窦内,肝血窦与中央静脉相通(图 14-5)。

3. 胰腺

(1) 取材:人胰腺。

(2) 染色:HE。

(3) 肉眼观察:胰腺一部分,染成紫蓝色,呈分叶状结构。

(4) 低倍镜观:一薄层疏松结缔组织的被膜伸入实质,分其为许多小叶,观察小叶内结构及小叶间结构。

1）小叶内结构

外分泌部：复管泡状腺，浆液性腺泡和部分导管。

内分泌部——胰岛：分散在外分泌腺之间的染色较浅、大小不等的不规则细胞索团(彩图17)。

2）小叶间结构：为结缔组织，内有血管、神经、小叶间导管。

（5）高倍镜观：详细观察外分泌部和内分泌部的结构。

1）外分泌部

腺泡——细胞锥体形，核圆形，位细胞基部，基部胞质强嗜碱性。腺腔中央往往有染色稍浅的圆形或椭圆形的泡心细胞核，胞质不清（图14-6）。

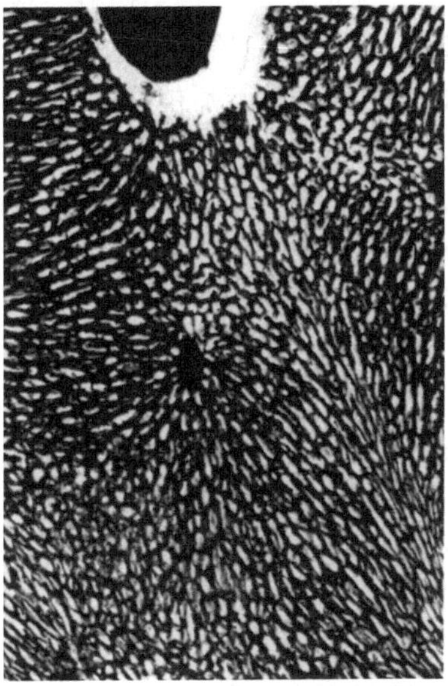

图14-5 兔肝（印度墨汁染色，低倍）

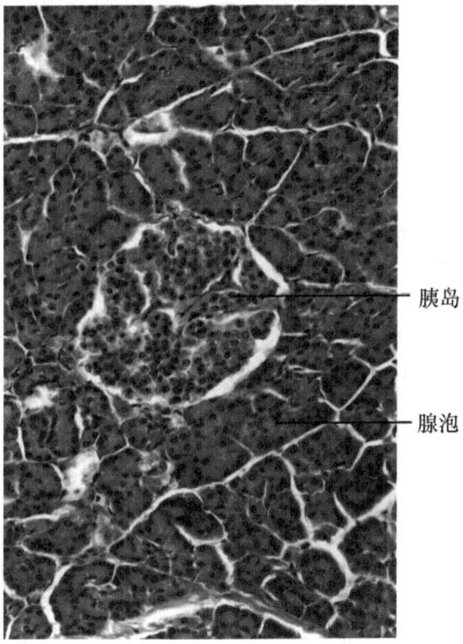

图14-6 人胰腺（高倍）

导管——闰管由单层扁平上皮构成，结缔组织非常少，管径很小。小叶内导管由单层立方上皮构成，外有少量结缔组织，位于小叶内。小叶间导管，位于小叶之间的结缔组织内，管径较大，由低柱状上皮构成，外有较多结缔组织。

2）内分泌部：由数十个到数百个腺细胞组成（几种细胞在本片中不易区分），细胞间有丰富的毛细血管。

三、案 例 分 析

1. 病例编号 各论-消化系统-消化腺。

2. 名称 肝硬化。

3. 所属章节专业内容 消化系统、消化腺、肝小叶。

4. 学习目的与达到目标

（1）了解消化系统的组成和功能。

（2）掌握肝的结构及功能。

5. 关键词 肝细胞、肝小叶、肝的再生。

6. 相关内容与学习进度

（1）理论课：已完成消化组织。

(2) 实验课:消化组织。

7. 病例讨论

患者,男,19 岁。宁夏银川市人,某大学学生。

2002 年 11 月 13 日以“间断性乏力、齿龈出血 3 年,加重 1 个月”为主诉来京咨询。该患者有慢性乙型肝炎病史 19 年,系垂直传播感染引起。3 年前自觉无明确诱因出现全身无力,运动时加重,休息后可以缓解,伴有齿龈出血。当时因为没有注意而未给予治疗。6 个月前全身无力症状加重并出现恶心、食欲减退,但无呕吐。2 个月前因感冒发烧,食欲减退症状更加明显,出现明显消瘦,体重减少了 10kg。1 个月前,因上述症状进一步加重并出现腹水而被迫辍学。曾先后在北京地坛医院、宁夏医学院附属医院传染病科经检查诊断为:慢性肝炎、乙型、活动性;肝炎后肝硬化(失代偿期)。并先后开始接受住院治疗,但效果不满意,几家医院的医生告诉患者家属:这种病无法治愈,经过治疗后能缓解。为求进一步治疗而来京。查:T 36. 8,P 88 次/分,R 18 次/分,BP 120/80mmHg。神清、形体消瘦、慢性病病容,颜面发黄,未见肝掌和蜘蛛痣,浅表淋巴结无肿大。舌质暗红、舌苔白、略腻。心肺检查无异常。腹部平坦;肝大,右肋下约 1. 0cm、边缘钝、无触痛;脾大,肋下约 4. 0cm、质中等、无触痛。未见腹壁静脉怒张及反流。双下肢无水肿。

2002 年 11 月 1 日宁夏医学院附属医院超声诊断报告:肝表面不平、肝实质回声普遍粗糙、增强,条索状回声较密集,呈网格状,肝静脉欠清晰,彩色血流充盈欠佳。门静脉主干内径 14mm,脾厚 49mm、肋间长 146mm,脾门静脉主干 9mm,盆腔腹水深度 10mm。提示:①肝硬化;②脾大;③少量腹水。2002 年 11 月 11 日,某医院超声诊断报告:肝表面不光滑、呈锯齿状,肝缘钝,肝实质回声普遍粗糙,条索状回声较密集,呈网格状,肝静脉显示欠清,门静脉主干内径 14mm,脾厚 50mm、肋间长 146mm,脾静脉主干 8mm。

问题:(1)典型肝硬化的病理改变如何?

(2) 结合正常肝的结构和功能谈谈肝硬化的临床表现的原因?

8. 参考资料 内科学、诊断学。

9. 小结 由带教老师进行小结。

练 习 题

(一) 选择题

A 型题

1. 胰腺的泡心细胞是( )

A. 闰管的上皮细胞 B. 浆液性腺细胞

C. 黏液性腺细胞 D. 脱落的腺细胞

E. 巨噬细胞

2. 关于胰岛的描述错误的是( )

A. 腺泡之间的内分泌细胞团

B. 大小不等

C. 胰头部较多

D. 胰尾部较多

E. 细胞间有丰富的毛细血管

3. 胰腺中哪种细胞退化可引起糖尿病( )

A. A 细胞 B. B 细胞

C. D 细胞 D. PP 细胞

E. 浆液性腺细胞

4. 关于人的肝小叶的结构,错误的是( )

A. 是肝的结构和功能单位

B. 中轴有纵行的中央静脉

C. 胆小管与窦周隙互不通连

D. 肝小叶分界很明显

E. 相邻肝板之间为肝血窦

5. 合成胆汁的主要细胞器是( )

A. 粗面内质网 B. 滑面内质网

C. 核糖体 D. 微体

E. 线粒体

6. 肝小叶的窦周隙位于( )

A. 内皮细胞与肝细胞之间

B. 胆小管与肝细胞之间
C. 肝细胞与肝细胞之间
D. 胆小管之间
E. 肝血窦之间
7. 有关肝血窦的特点，错误的是（ ）
A. 有完整的基膜
B. 内皮细胞之间有较大的间隙
C. 内皮细胞为有孔型
D. 形态不规则
E. 血窦内血液汇入中央静脉
8. 肝细胞内具有解毒功能的细胞器是（ ）
A. 线粒体　　B. 溶酶体
C. 滑面内质网　　D. 高尔基复合体
E. 粗面内质网
9. 关于储脂细胞的特征，错误的是（ ）
A. 形态不规则，有突起
B. 胞质含有大小不等的脂滴
C. 与肝的解毒功能有关
D. 有产生网状纤维的功能
E. 有储存维生素 A 的功能
10. 肝门管区内不含（ ）
A. 小叶间动脉　　B. 小叶间静脉
C. 小叶间胆管　　D. 小叶下静脉
E. 神经纤维和淋巴管

X 型题

1. 肝细胞（ ）
A. 体积大，呈多面体形
B. 有 3 种不同的功能面
C. 细胞核大，可有双核，多倍体核较多
D. 胞质丰富，细胞器种类多且发达
E. 丢失后不能再生
2. 肝细胞内的滑面内质网的功能包括（ ）
A. 合成胆汁　　B. 合成血浆蛋白
C. 解毒　　D. 生物转化
E. 灭活激素
3. 肝巨噬细胞（ ）
A. 位于窦周隙内
B. 其突起可穿过内皮窗孔进入肝血窦
C. 来源于内皮细胞
D. 能吞噬衰老的红细胞和血小板
E. 可清除从肠道经门静脉进入肝的细菌和异物等
4. 胆小管（ ）
A. 位于肝小叶内
B. 由单层扁平上皮围成
C. 在 HE 染色标本上清楚可见
D. 周围有连接复合体
E. 在肝小叶周边汇合成闰管，由单层立方上皮围成
5. 属于浆液性腺的腺体是（ ）
A. 腮腺　　B. 下颌下腺
C. 舌下腺　　D. 十二指肠腺
E. 胰腺

（二）填空题

1. 胰腺的内分泌部为________，分泌________、________、________、________激素。
2. 胰岛的细胞种类较多，其中 B 细胞主要位于胰岛的中央部，分泌的激素主要作用________。
3. 肝窦周隙位于________和________之间，其内充满________。

（三）名词解释

1. 胰岛　**2.** 窦周隙　**3.** 储脂细胞

（四）问答题

1. 试述肝小叶的结构及其功能。
2. 胰腺外分泌部的结构与功能

参 考 答 案

（一）选择题

A 型题

1. A　**2.** C　**3.** B　**4.** D　**5.** B　**6.** A　**7.** A　**8.** C　**9.** C　**10.** D

X 型题

1. ABCD　**2.** ACDE　**3.** DE　**4.** ADE　**5.** AE

（二）填空题

1. 胰岛；胰高血糖素；胰岛素；生长抑素（抑生长素）；胰多肽
2. 降低血糖
3. 血窦内皮细胞；肝细胞；血浆

（三）名词解释（略）

（四）问答题（略）

（黑常春）

实习十五　呼吸系统

呼吸系统包括鼻、咽、喉、气管、支气管和肺。从气管到肺内的肺泡,是连续而反复分支的管道系统。呼吸系统可分为导气部和呼吸部。导气部从鼻腔开始直至肺内的终末细支气管,无气体交换功能,但具有保持气道通畅和净化吸入空气的重要作用。呼吸部是从肺内的呼吸性细支气管开始直至终端的肺泡,行使气体交换功能。

一、目的要求

(1) 掌握气管的各层结构。

(2) 掌握导气部和呼吸部结构。

二、实习内容

(一) 光镜观察切片

1. 气管

(1) 取材:狗气管。

(2) 染色:HE。

(3) 肉眼观察:气管的部分横断面呈半环状,腔面染成紫蓝色的条纹是上皮,其外染成红色的是黏膜下层及外膜,含染成蓝色的透明软骨。

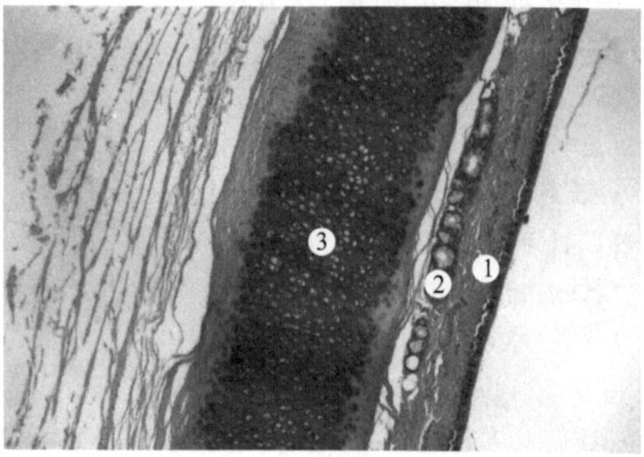

图 15-1　狗气管(低倍)

1. 黏膜;2. 气管腺;3. 透明软骨

(4) 低倍镜观:可见气管由内向外的三层结构(图 15-1)。

1) 黏膜:由上皮和固有膜组成。

上皮:假复层纤毛柱状上皮,夹有一些杯状细胞。

固有膜:是细密的结缔组织,内有腺体导管、血管、神经纤维,散在淋巴细胞,可见有的导管开口于黏膜表面。

2) 黏膜下层:为疏松结缔组织,与固有膜相连。二者无明显界限。只是此层较疏松,含有少量的脂肪细胞和大量混合性腺泡,有时也见淋巴细胞。

3) 外膜:由结缔组织和软骨环组成,可见透明软骨周边的软骨膜,软骨缺口处有环形平滑肌、血管和神经。

(5) 高倍镜观:详细观察纤毛、基膜(图 15-2)。

1) 纤毛:暗光下可见上皮游离面有突向管腔的纤毛,较整齐地排列。

2) 基膜:上皮基底面的一条均匀红色的条纹。

2. 肺

(1) 取材:狗肺。

（2）染色：HE。

（3）肉眼观察：肺的一部分切片呈蜂窝状结构，中间有一管状结构即肺内支气管。

（4）低倍镜观：两侧可见肺表面覆盖着一层浆膜，内为肺的实质，观察肺实质的结构（图15-3，彩图18）。

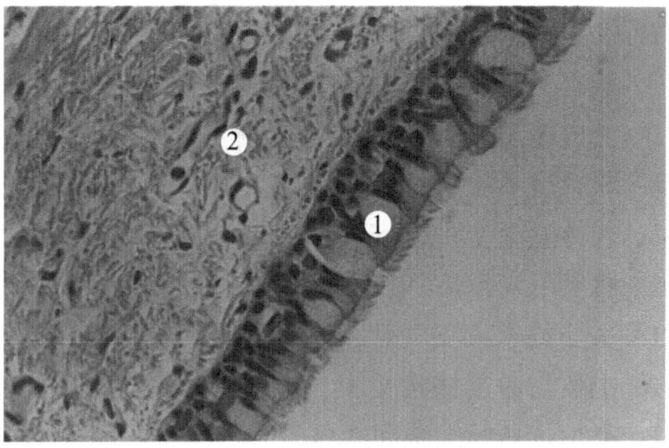

图15-2　狗气管（高倍）

1. 假复层纤毛柱状上皮；2. 固有层

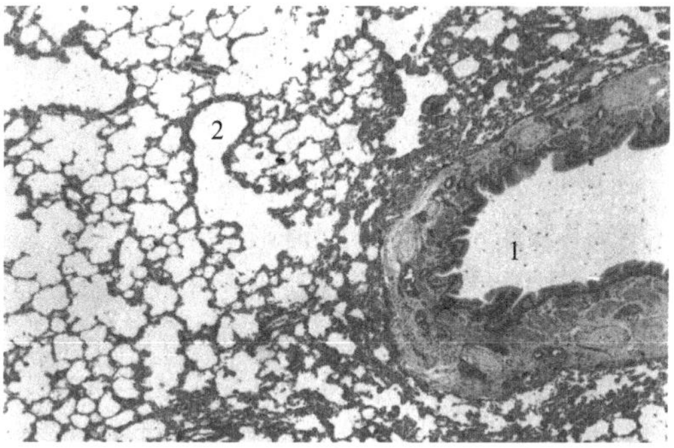

图15-3　狗肺（低倍镜）

1. 肺内的细支气管；2. 终末细支气管

1）导管部：可见小支气管、细支气管、终末细支气管。

小支气管：与气管结构相似由内向外分三层。①黏膜：上皮为假复层纤毛柱状上皮（较气管薄），夹有杯状细胞。固有膜为薄层结缔组织，含各种纤维、散在的淋巴细胞和腺体导管。②黏膜下层：为疏松结缔组织。较薄，内含混合腺及散在环行平滑肌。③外膜：为疏松结缔组织和间断的散在的不规则的软骨片。结缔组织内有血管、神经、淋巴管和脂肪组织。

细支气管：管径较小，上皮为假复层纤毛柱状上皮或单层柱状上皮，杯状细胞渐少，平滑肌相对增厚，黏膜下层的腺体及外膜的软骨片较少，以至大多消失。

终末细支气管：上皮为单层柱状纤毛上皮或单层柱状上皮，杯状细胞消失。平滑肌成为完整环形，黏膜下层的腺体及外膜的软骨片消失。

2）呼吸部：可见呼吸性细支气管、肺泡管、肺泡囊和肺泡。此部均连有肺泡，故壁不完整。

呼吸性细支气管：管径最小，上皮为单层柱状上皮或单层立方上皮，只有少量平滑肌环绕，管壁有肺泡的开口。

肺泡管：管壁全是肺泡和肺泡囊的开口，切片中看不到完整的管壁，只见其肺泡隔的游离边缘形成膨大。内有弹性纤维和少量平滑肌。

肺泡囊：多个肺泡的共同开口处，肺泡隔的游离边缘无膨大。

肺泡：由肺泡壁围成的多边形的有开口囊泡。

（二）示教

肺泡隔内的弹性纤维。

练　习　题

（一）选择题

A 型题

1. 气管壁的三层结构由内向外是（　　）

A. 内膜、中膜和外膜

B. 黏膜、黏膜下层和肌膜

C. 黏膜、黏膜下层和外膜

D. 黏膜、肌层和纤维膜
E. 黏膜、肌层和浆膜

2. 呼吸系统的导气部从鼻到(　　)
A. 小支气管　　B. 细支气管
C. 肺泡管　　D. 终末细支气管
E. 呼吸性细支气管

3. 肺小叶由(　　)
A. 细支气管连同它的分支至肺泡
B. 段支气管连同它的分支至肺泡
C. 小支气管连同它的分支至肺泡
D. 叶支气管连同它的分支至肺泡
E. 终末细支气管连同它的分支至肺泡

4. 上皮中无杯状细胞的结构是(　　)
A. 支气管　　B. 终末细支气管
C. 小支气管　　D. 叶支气管
E. 细支气管

5. Clara 细胞分泌(　　)
A. 5-羟色胺　　B. 磷脂及黏多糖
C. 黏液　　D. 表面活性物质
E. 蛋白酶

6. 调节进出肺泡气体流量的是(　　)
A. 呼吸性细支气管
B. 细支气管
C. 终末细支气管
D. 细支气管和终末细支气管
E. 终末细支气管和呼吸性细支气管

7. 肺的呼吸部是(　　)
A. 小支气管至肺泡
B. 肺泡管至肺泡
C. 呼吸性细支气管至肺泡
D. 所有肺泡
E. 终末细支气管至肺泡

8. 气管上皮中能增殖分化的细胞是(　　)
A. 基细胞　　B. 刷细胞
C. 纤毛细胞　　D. 杯状细胞
E. 小颗粒细胞

9. 肺巨噬细胞多分布于(　　)
A. 肺泡孔内　　B. 肺泡隔内
C. 肺泡上皮细胞内　　D. 小支气管周围
E. 细支气管上皮细胞间

10. 均衡肺泡气体量的结构是(　　)
A. 气-血屏障　　B. 肺泡隔
C. 呼吸性细支气管　　D. 终末细支气管
E. 肺泡孔

11. 光镜下,相邻肺泡开口处有结节状膨大的结构是(　　)
A. 终末细支气管　　B. 呼吸性细支气管
C. 肺泡管　　D. 肺泡囊
E. 细支气管

12. 关于支气管树结构的变化错误的是(　　)
A. 管径逐渐变细,管壁逐渐变薄
B. 上皮逐渐变薄,杯状细胞逐渐变少以至消失
C. 软骨呈不规则片状,逐渐减少以至消失
D. 腺体逐渐变少,最后消失
E. 肌层越来越薄

13. 关于终末细支气管,哪项错误(　　)
A. 上皮为单层柱状
B. 有少量杯状细胞和腺体
C. 有完整的环行平滑肌
D. 上皮中有 Clara 细胞
E. 黏膜皱襞明显

14. 关于呼吸道上皮内分泌细胞哪项错误(　　)
A. 分泌物必须通过血循环发挥作用
B. 分泌 5-羟色胺
C. 矮柱状,基部胞质内含分泌颗粒
D. 参与神经上皮小体的构成
E. 属于 APUD 系统

15. 关于肺泡哪项错误(　　)
A. 是肺进行气体交换的场所
B. 相邻两个肺泡间的薄层结缔组织为肺泡隔
C. 上皮由Ⅰ型与Ⅱ型肺泡细胞构成
D. 肺泡隔内有丰富的有孔毛细血管
E. Ⅱ型肺泡细胞分泌表面活性物质

X 型题

1. 存在于呼吸系统内的免疫细胞有(　　)
A. 浆细胞　　B. 小颗粒细胞
C. Clara 细胞　　D. 肺巨噬细胞
E. Ⅱ型肺泡细胞

2. 肺泡隔内有(　　)
A. 丰富的弹性纤维　　B. 肺泡孔
C. 肺泡管　　D. 丰富的毛细血管
E. 肺巨噬细胞

3. 呼吸性细支气管的结构特征是(　　)
A. 上皮为单层立方
B. 上皮由纤毛细胞和分泌细胞组成
C. 上皮下结缔组织内有少量平滑肌
D. 肺泡开口处上皮呈移行性变化
E. 管壁上有肺泡开口

(二) 填空题

1. 肺的结构单位是________,每叶肺约有________个。

2. 肺叶支气管以下的导气部依次称为________、________和________。

3. 肺有两组血环管道,即________和________,从血循环意义上看,前者是________,后者是________。

4. 肺泡上的________起侧支通气作用;肺泡隔内的纤维中以________纤维最丰富。

(三) 名词解释

1. 肺小叶 2. 气-血屏障

(四) 问答题

试述肺泡结构与功能。

参考答案

(一) 选择题

A 型题

1. C 2. D 3. A 4. B 5. E 6. D 7. C 8. A 9. B 10. E 11. C 12. E 13. B 14. A 15. D

X 型题

1. AD 2. ADE 3. ABCDE

(二) 填空题

1. 肺小叶;50～80

2. 小支气管;细支气管;终末细支气管

3. 肺循环;支气管循环;功能性血循环;营养性血循环

4. 肺泡孔;弹性纤维

(三) 名词解释(略)

(四) 问答题(略)

(孔 斌)

实习十六　泌尿系统

泌尿系统包括肾、输尿管、膀胱和尿道。肾产生尿液,其余为排尿器官。

一、目的要求

(1) 详细观察肾的切片,必须掌握肾单位的各部结构特点及分布位置。

(2) 通过观察膀胱切片,了解其结构。

二、实习内容

(一) 光镜观察标本

1. 肾脏

(1) 取材:狗肾。

(2) 染色:HE。

(3) 肉眼观察:部分肾脏切片,呈梯形,大端深红色为皮质,小端浅红色为髓质。

(4) 低倍镜观

被膜:覆盖在皮质表面的一层致密结缔组织,染成红色。

实质:由很多微细管道组成,先区分出皮质和髓质。

髓质:没有肾小体,主要由直行的肾小管和集合管组成。

皮质:髓质成束的管道伸向皮质,形成髓放线,髓放线之间的区域为皮质迷路,主要由肾小体和很多弯曲的肾小管组成。

(5) 高倍镜观:观察皮质迷路、髓放线、髓质结构(彩图19,图16-1,图16-2)。

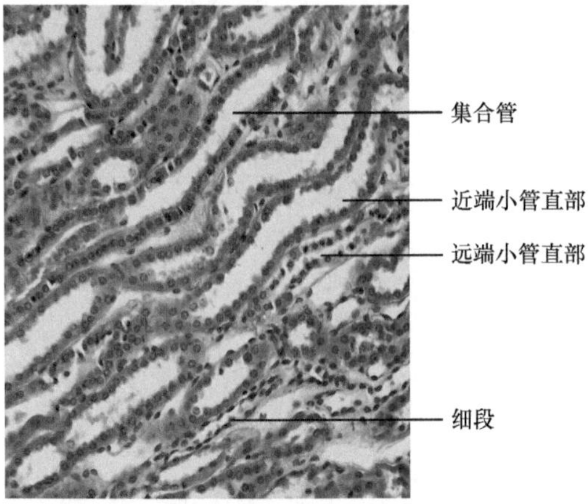

图16-1　狗肾髓质(低倍)

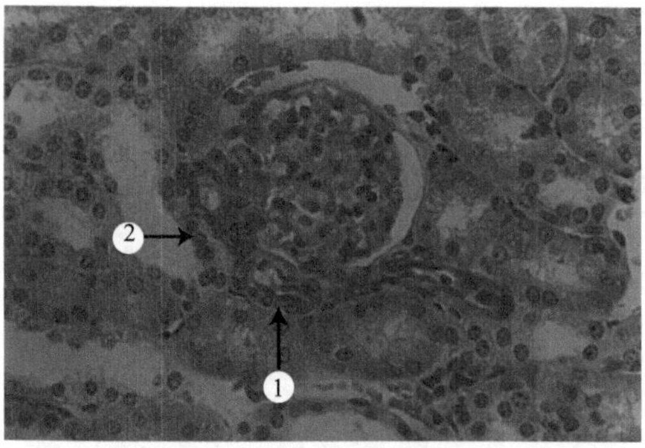

图16-2　狗肾光镜像——球旁复合体(高倍)

1. 球旁细胞;2. 致密斑

1) 皮质迷路:可见肾小体,近端小管曲部、远端小管曲部。

肾小体:切片上呈球形或椭圆形。

周围一层单层扁平上皮为肾小囊壁层。有时可见其上皮与近端小管曲部上皮相延续,腔相通,此处称为尿极。

中央是反复分支盘曲的毛细血管袢形成的血管球和包在毛细血管外的肾小囊脏层。其中可见毛细血管内的红细胞，以及染成紫蓝的杆状内皮细胞核和肾小囊脏层足细胞核（二者不易区分）。一端可见有入球小动脉、出球小动脉出入，此处称为血管极。肾小囊脏层与壁层之间有一明显空隙为肾小囊囊腔。

近端小管曲部（近曲小管）：盘曲在肾小体附近，管径较粗，腔小壁厚，由单层上皮围成，细胞立方形或锥体形，细胞界限不清，核大而圆，色浅，近基底部。核间距离较大，胞质深红色，腔面不整齐，暗光时可见刷状缘。

远端小管曲部（远曲小管）：盘曲在肾小体附近，量较少，管径较细，腔大壁薄，由单层上皮围成，细胞立方形，较小。核圆大，近中央，核间距较小，胞质浅红色，腔面较平整，无刷状缘。

2）髓放线：可见近端小管直部、远端小管直部、集合管。

近端小管直部：与其曲部结构相似。

远端小管直部：与其曲部结构相似。

集合管：详见髓质。

3）髓质：可见近端小管直部，细段、远端小管直部、集合管（图 16-1）。

细段：管径小，壁薄，由单层扁平上皮围成，胞核卵圆形，突向管腔内，胞质染色浅，腔面无刷状缘。

集合管：单层上皮围成，细胞立方形或高立方形，细胞界限清楚。核圆，位中央，染色深。胞质浅淡清明，集合管最后汇合成较大的乳头管（近锥体尖部），也由单层上皮围成，细胞柱状，细胞界限清楚，核圆位中央，胞质浅淡清明。

4）球旁复合体：由球旁细胞、致密斑（图 16-2）、球外系膜细胞组成。

球旁细胞：由近血管球处入球小动脉壁上的平滑肌细胞移行而成，胞体立方形，胞质弱嗜碱。

致密斑：位于血管极处远曲小管壁上，细胞呈高柱状，核椭圆、排列紧密位于顶部。

球外系膜细胞：即极垫细胞。

2. 肾血管注射

（1）取材：兔肾。

（2）染色：特染。

（3）标本制法：麻醉家兔再将印度墨汁明胶由肾动脉注入肾内，取肾脏制作切片。

（4）低倍镜观：低倍切片上黑色线条均为血管，在皮质和髓质交界处有较大的血管为弓形动脉和静脉。皮质中垂直于被膜的血管为小叶间动脉（有时被切断），由它发出侧枝构成入球小动脉。肾小体内盘曲成团的血管为血管球，血管极处的入球小动脉和出球小动脉可根据粗细予以区分，出球小动脉在肾小管周围分支形成许多交织成网的营养小血管与毛细血管。髓质有许多直行小血管为直小动脉与静脉（图 16-3）。

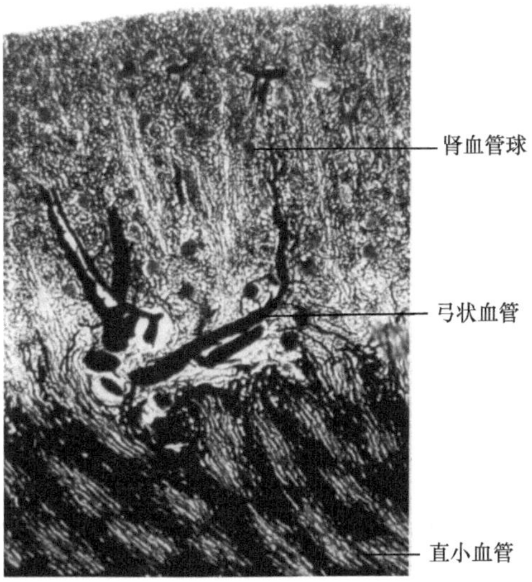

图 16-3　兔肾血管墨汁明胶注射（低倍，卡红染色）

3. 膀胱

（1）取材：人膀胱。

（2）染色：HE。

（3）肉眼观察：膀胱壁一部分切片呈长条状，一缘紫蓝色的为上皮，其外红色的为固有膜和肌层。

（4）低倍镜观察：观察膀胱壁的各层结构（图 16-4）。

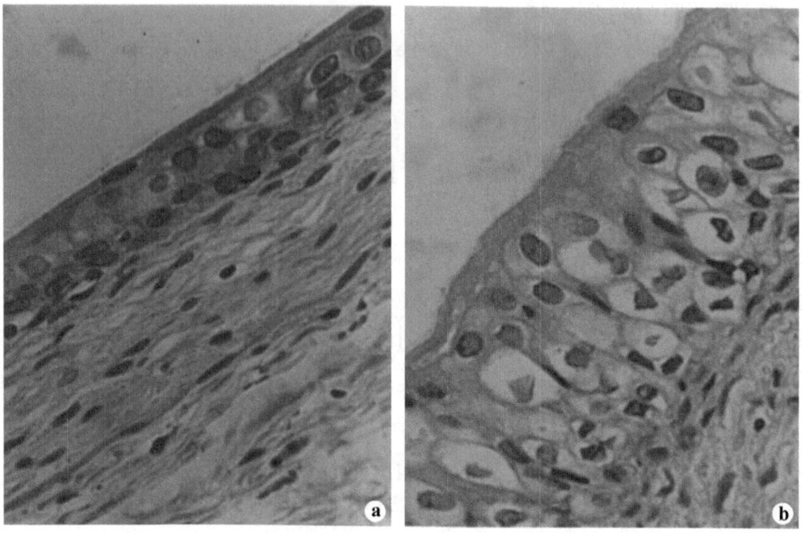

图 16-4　狗膀胱（低倍）

a. 膀胱充盈状态；b. 膀胱空虚状态

1）黏膜：分上皮和固有膜。

上皮：移行上皮。（鉴别其处于什么状态？）

固有膜：较密的结缔组织。

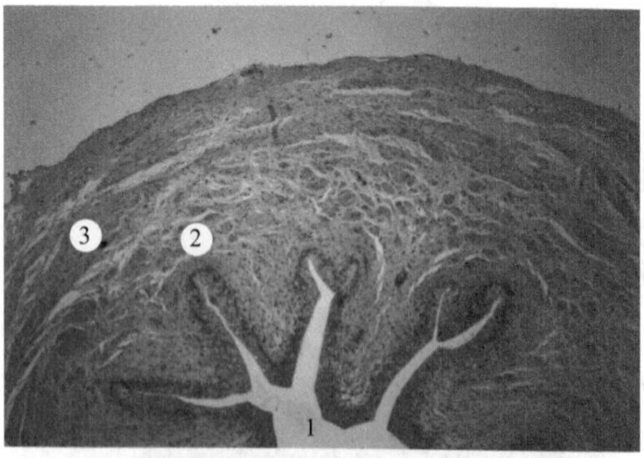

图 16-5　人输尿管横切面（低倍）

1. 输尿管腔；2. 纵行平滑肌；3. 环形平滑肌

2）肌层：平滑肌成层排列，分内纵、中环、外纵层，各层界限尚清楚，肌层之间有少量结缔组织。

3）外膜：浆膜，部分上皮脱落。

4. 输尿管

（1）取材：人输尿管。

（2）染色：HE。

（3）肉眼观察：呈圆形，腔小壁厚，腔面不平整。

（4）低倍镜观：见图 16-5。

1）黏膜：上皮为变移上皮，上皮下面致密的结缔组织形成的固有膜，内含许多血管。上皮与固有膜突向管腔形成一些皱襞，故腔面不平整。

2）肌层：由平滑肌组成，内纵、中环、外纵三层。

3）外膜：由结缔组织形成纤维膜。另外，腔内有一些脱落的细胞。

(二)示教

近血管球复合体。

练 习 题

(一)选择题

A 型题

1. 肾单位的组成包括( )

A. 肾小体、肾小管和肾小囊
B. 肾小体和肾小管
C. 肾小体、肾小管和集合小管
D. 肾小体、近端小管和远端小管
E. 肾小管和集合小管

2. 受醛固酮调节的是( )

A. 近端小管曲部和直部
B. 远端小管曲部和直部
C. 细段
D. 远曲小管和集合小管
E. 髓袢

3. HE 染色时,肾近端小管曲部的细胞界限不清的原因在于( )

A. 细胞膜极薄
B. 细胞膜易于溶解
C. 细胞间质极少
D. 相邻细胞侧突互相嵌合
E. 细胞质嗜色性太弱

4. 肾的直小动脉和直小静脉主要位于( )

A. 肾柱内　　B. 髓放线内
C. 肾锥体内　　D. 皮质迷路内
E. 肾小叶之间

5. 肾球后毛细血管来自于( )

A. 入球微动脉　　B. 出球微动脉
C. 被膜内的动脉　　D. 小叶间动脉
E. 直小动脉

6. 肾内形成终尿的部位是( )

A. 肾盏　　B. 集合小管
C. 细段　　D. 远曲小管
E. 肾盂

7. 肾小管细段的显微结构是( )

A. 单层扁平上皮,核扁圆形凸向管腔
B. 单层柱状上皮,无刷状缘
C. 单层立方上皮,胞质着色浅
D. 单层扁平上皮,胞质着色深
E. 细胞呈锥体形,胞质着色浅

8. 重吸收原尿中蛋白质的结构是近端小管的( )

A. 侧突　　B. 顶小管和顶小泡
C. 质膜内褶　　D. 细胞间隙
E. 微绒毛

9. 近端小管上皮基部纵纹在电镜下的结构为( )

A. 大量纵向的小管和小泡
B. 大量纵向的微管和微丝
C. 许多侧突的分支
D. 质膜内褶和纵向排列的杆状线粒体
E. 质膜内褶和纵向排列的粗面内质网

10. 球旁细胞由何种细胞分化而成( )

A. 小叶间动脉平滑肌细胞
B. 入球微动脉内皮细胞
C. 入球微动脉平滑肌细胞
D. 出球微动脉内皮细胞
E. 出球微动脉平滑肌细胞

11. 致密斑由下列哪段小管上皮细胞分化形成( )

A. 集合小管　　B. 乳头管
C. 细段　　D. 近端小管
E. 远端小管

12. 下列肾毛细血管中,血流量大、血压高的是( )

A. 球内毛细血管　　B. 球后毛细血管
C. 髓质毛细血管　　D. 肾间质毛细细胞
E. 被膜下的毛细血管

13. 肾盂和肾盏腔面的上皮是( )

A. 单层柱状上皮　　B. 复层柱状上皮
C. 假复层柱状上皮　　D. 复层扁平上皮
E. 变移上皮

14. 下列结构中能滤过血液形成原尿的是( )

A. 肾小体　　B. 近端小管
C. 细段　　D. 远端小管
E. 集合小管

15. 下列关于肾小体的描述中哪项是正确的( )

A. 由肾小管末端膨大而成,分布于皮质迷路
B. 由血管球和肾小囊组成,分布在皮质迷路和肾柱
C. 亦称血管球,位于皮质迷路和髓放线

D. 由肾小囊和血管球组成,位于肾锥体

E. 由血管球和近曲小管组成,位于肾锥体

X 型题

1. 近端小管的功能包括(　　)

A. 重吸收原尿中的营养物

B. 向管腔分泌 H^+、NH_3 等代谢废物

C. 分解原尿中的有毒物质

D. 转运和排出青霉素等药物

E. 在尿液浓缩中起主要作用

2. 肾的功能包括(　　)

A. 分泌活性物质　　B. 促进红细胞生成

C. 增强免疫应答　　D. 清除代谢废物

E. 调节水盐平衡

3. 髓放线内含有的结构是(　　)

A. 近端小管曲部　　B. 近端小管直部

C. 远端小管曲部　　D. 远端小管直部

E. 皮质集合小管

4. 下列关于髓旁肾单位的描述中哪些正确(　　)

A. 数量较少

B. 肾小体体积较小

C. 髓袢和细段均较长

D. 是尿液浓缩的重要部位

E. 分布在髓质的浅层

5. 肾柱位于肾锥体之间,其中没有(　　)

A. 血管球　　B. 球后毛细血管

C. 皮质集合小管　　D. 远曲小管

E. 乳头管

(二) 填空题

1. 肾小体有两个极,分别称________和________,前者有________和________进出,后者与________相连。

2. 光镜下观察肾小体血管球,其中主要有三种细胞(血细胞除外),它们是________、________、和________。

3. 球旁复合体位于肾小体的________外,它大致为三角形,该三角形的底是________,两个侧边是________和________,中心为________。

4. 肾小体滤过膜的三层结构依次为________、________和________。

5. 肾小管中最长最粗的是________,最短最细的是________,重吸收原尿的主要部分是________,能浓缩尿液并受抗利尿激素和醛固酮调节的是________。

6. 集合小管系的起始部为________,此后的集合小管经皮质的________下行至________,改称为________。

7. 肾的________内的血流量大,流速快;________内的血流量小,流速慢。肾的叶间动脉和叶间静脉行于________内,小叶间动脉和小叶间静脉行于________内。

8. 球旁复合体的________能感受滤液中的________浓度变化,将信息传递给________,后者分泌________。

9. 肾内组成直血管袢的血管称为________和________,行于________内,与________相伴行,与肾的________功能相关。

(三) 名词解释

1. 血管球　**2.** 髓袢　**3.** 滤过屏障

(四) 问答题

1. 论述肾小管各段的结构特点。

2. 论述球旁复合体的组成、形态结构和功能。

3. 论述与原尿形成相关的组织结构。

参 考 答 案

(一) 选择题

A 型题

1. B　**2.** D　**3.** D　**4.** C　**5.** B　**6.** B　**7.** A　**8.** B　**9.** D　**10.** C　**11.** E　**12.** A　**13.** E　**14.** A　**15.** B

X 型题

1. ABD　**2.** ABDE　**3.** BDE　**4.** ACD　**5.** CE

(二) 填空题

1. 血管极;尿极;入球微动脉;出球微动脉;近端小管曲部

2. 足细胞;内皮细胞;球内系膜细胞

3. 血管极;致密斑;入球微动脉;出球微动脉;球外系膜细胞

4. 有孔内皮;基膜;足细胞裂孔膜

5. 近端小管;细段;近曲小管;远曲小管

6. 弓形集合小管;髓放线;肾锥体乳头;乳头管

7. 皮质;髓质;肾柱;皮质迷路

8. 致密斑;Na^+;球旁细胞;肾素

9. 直小动脉;直小静脉;髓质;髓袢;尿液浓缩

(三) 名词解释(略)

(四) 问答题(略)

(常　青)

实习十七　男性生殖系统

男性生殖系统由睾丸、生殖管道、附属腺及外生殖器组成。睾丸是产生精子和分泌雄性激素的器官。生殖管道具有促进精子成熟，营养、储存和运输精子的作用。附属腺与生殖管道的分泌物参与精液的组成。

一、目 的 要 求

（1）观察睾丸的切片了解一般结构，掌握各期生精细胞的形态特点，精子形成过程及间质细胞形态和功能。

（2）观察附睾切片，区别输出小管与附睾管的结构特点。

（3）了解前列腺的一般结构。

二、实 习 内 容

（一）光镜观察标本

1. 睾丸

（1）取材：人睾丸。

（2）染色：HE。

（3）肉眼观察：睾丸一部分的切片，可见外面红色的被膜和深部蓝色的实质，一侧被膜增厚为睾丸纵隔（为粉红色）。

（4）低倍镜观：见彩图20。

1）被膜：最外层的间皮是鞘膜脏层部分。中间较厚的染成红色是白膜，由致密的结缔组织构成。深层较疏松且血管丰富，即血管膜。增厚部分为睾丸纵隔，内有直精小管和睾丸网。

2）实质——生精小管：是特殊的复层上皮管道，切成各种断面，有的塌陷。

3）间质：生精小管之间的结缔组织，内有三五成群的间质细胞。

（5）高倍镜观察：找未塌陷的小管详细观察生精小管结构及间质细胞形态特点（彩图21）。

1）支持细胞：分布在各期生精细胞之间，呈锥形，底贴基膜，顶端伸向管腔，由于生精细胞的嵌入，故细胞轮廓不清，胞核卵圆形，三角形或不规则形，染色浅。可见明显核仁。

2）各期生精细胞

精原细胞：最靠近基膜的一层细胞，体积较小，圆形或椭圆形，核圆形或卵圆形，染色较深，有1～2个核仁。

初级精母细胞：位于精原细胞内方，体积较大，是各期生精细胞中体积最大的一种，排成一层或几层，胞体圆形，核圆形，着色深，常见处于不同时期的有丝分裂相。

次级精母细胞：位于初级精母细胞内方，移近管腔，体积较小（大小似精原细胞），圆形。核圆，染色较深，可见有丝分裂相，只因存在时间较短，故切片中较少见。

精子细胞：接近管腔，体积更小，排成一层或几层，成群分布。胞体圆形，核圆而小，着色更深，胞质较少。

精子：位管腔，呈蝌蚪状。头部常常嵌入支持细胞顶端的细胞质内，尾部伸入管腔。

3）间质细胞：三五成群，有时靠近血管，胞体较大，呈圆形、梭形、多角形；核大而圆，核内染色质较少，有1~2个核仁。胞质较丰富，嗜酸性较强。

2. 附睾

（1）取材：人附睾。

（2）染色：HE。

（3）肉眼观察：附睾头-体交界处的切片，外周被膜染成红色，其内紫蓝色的管道是输出小管和附睾管。

（4）低倍镜观：见图17-1。

1）被膜：致密的结缔组织。

2）输出小管：切成横、斜断面，管壁由立方细胞和高柱状纤毛细胞相间排列而成，故腔面波浪状起伏不平，上皮基膜外面有一层环行的平滑肌环绕。

3）附睾管：切成横、斜断面。管壁由假复层柱状上皮构成，腔面平滑，其中高柱状细胞的游离面具有长的微绒毛，基部有较小的基细胞，上皮基膜外面有一层环行平滑肌包绕。

3. 输精管

（1）取材：人精索。

（2）染色：HE。

（3）肉眼观察：为一椭圆形切面，正下方有一直径约2mm的管状结构为输精管，管腔较小，管壁很厚，腔壁蓝色的为黏膜上皮。

（4）低倍镜观：见图17-2。

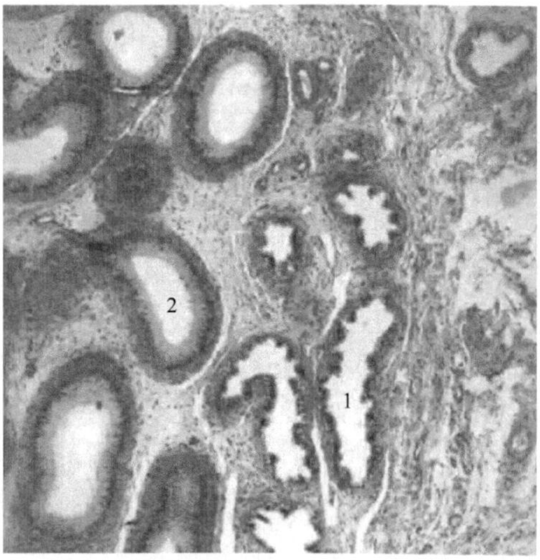

图17-1　人附睾(低倍)

1. 输出小管；2. 附睾管

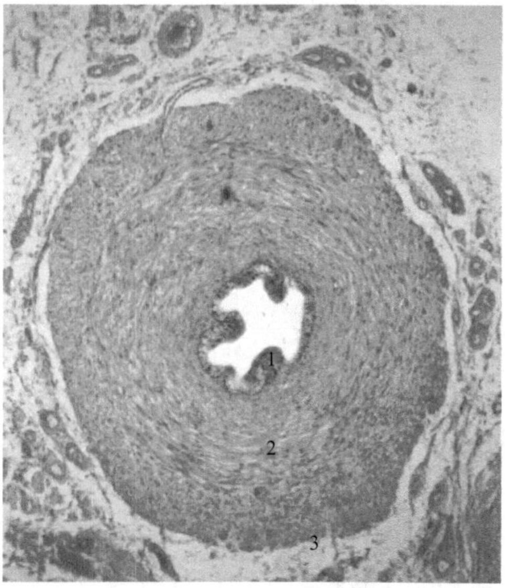

图17-2　人输精管光镜像

1. 黏膜；2. 肌层；3. 外膜

1）黏膜：上皮为假复层柱状上皮，较附睾上皮矮。固有膜很薄，皱襞较少。

2）肌层：很厚，占管壁厚度的大部分，平滑肌排成三层，内、外纵行肌较薄，中环层较厚。

3）外膜：疏松结缔组织，内有较多血管。

（5）高倍镜观：假复层柱状细胞，表面静止纤毛或有或无，固有膜中较多的弹性纤维和血管。

4. 前列腺

（1）取材：人前列腺。

（2）染色：HE。

（3）肉眼观察：为前列腺的一个断面，呈形状不一的许多小腔隙，即前列腺腺泡，其余粉红色部位则是结缔组织和平滑肌，统称为隔。

（4）低倍镜观：腺泡腔较大，可见有皱襞突入腔内，致使腔面起伏不平，上皮形态不一，可以是假复层柱状、单层柱状或单层立方形，有些腺泡内有前列腺凝固体，为染成紫红色的椭圆形物质，呈同心圆排列。腺泡之间的隔由结缔组织和平滑肌组成，平滑肌含量丰富，走行不一（图 17-3）。

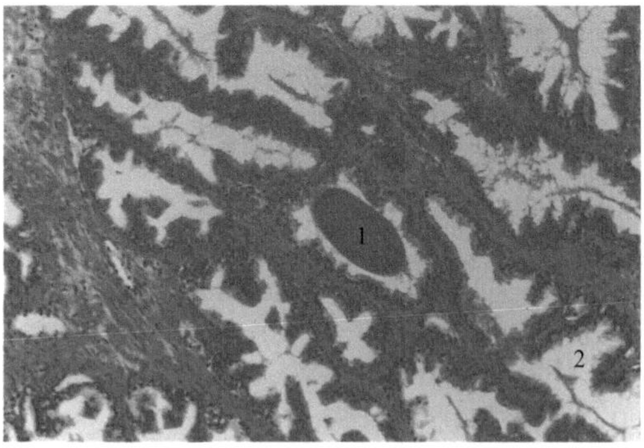

图 17-3　人前列腺光镜像
1. 前列腺凝固体；2. 腺泡腔

（5）高倍镜观：可见腺上皮胞质游离端有染成粉色的分泌小滴。

（二）示教

（1）人精液涂片。

（2）小鼠活精子。

练　习　题

（一）选择题

A 型题

1. 进行第二次成熟分裂的生精细胞是（　　）

A. 初级精母细胞　B. 次级精母细胞
C. 精子细胞　D. 精原细胞
E. 精子

2. 在睾丸切片的生精小管断面中最不易看到的细胞是（　　）

A. 精子细胞　B. 精原细胞
C. 初级精母细胞　D. 次级精母细胞
E. 支持细胞

3. 睾丸间质细胞受腺垂体的何种细胞分泌激素的调节（　　）

A. 嗜碱性细胞分泌的 LH
B. 嗜碱性细胞分泌的 FSH
C. 嗜酸性细胞分泌的 LH
D. 嗜酸性细胞分泌的 FSH
E. 嫌色细胞分泌的 LH 和 FSH

4. 人精子尾部最短和最长的一段分别是（　　）

A. 颈段和主段　B. 颈段和中段
C. 末段和主段　D. 末段和中段
E. 颈段和末段

5. 生精小管支持细胞间紧密连接形成的基底室内（　　）

A. 无生精细胞
B. 有精母细胞
C. 有精原细胞，初级和次级精母细胞
D. 有精原细胞和初级精母细胞
E. 只有精原细胞

6. 一个初级精母细胞最终可生成几个精子（　　）

A. 16 个　B. 8 个
C. 4 个　D. 32 个
E. 以上都不对

7. 输精管的结构特点是（　　）

A. 假复层柱状上皮，肌层薄
B. 假复层柱状上皮，肌层厚

C. 假复层纤毛柱状上皮,无肌层
D. 假复层纤毛柱状上皮,肌层薄
E. 复层鳞状上皮,肌层厚

8. 在青春期前,生精小管内可见(　　)
A. 支持细胞
B. 精原细胞
C. 支持细胞和精原细胞
D. 支持细胞、精原细胞和初级精母细胞
E. 以上均无

X 型题

1. 初级精母细胞(　　)
A. 由 A 型精原细胞分化而成
B. 是生精细胞中体积最大的细胞
C. 染色体核型为 46,XY
D. DNA 含量为二倍体($2n$)
E. 进行第一次成熟分裂

2. 生精上皮内具有分裂能力的二倍体细胞是(　　)
A. 精原细胞　　B. 初级精母细胞
C. 次级精母细胞　　D. 精子细胞
E. 精子

3. 关于精子描述正确的是(　　)
A. 头部有核与顶体,无其他细胞器
B. 核内染色质高度浓缩
C. 顶体是由高尔基复合体演变而来
D. 尾部颈段内有大量线粒体
E. 尾部末段内仅有轴丝

4. 生精上皮内的支持细胞结构特点是(　　)
A. 高大锥体形
B. 光镜下难分辨其细胞核
C. 胞质内含细胞器很少
D. 生精细胞嵌在其侧面和腔面
E. 紧密连接形成于细胞近基部侧面

5. 关于睾丸间质细胞描述正确的是(　　)
A. 含丰富的滑面内质网
B. 线粒体多,嵴呈管状
C. 无分泌颗粒
D. 胞质嗜酸性
E. 成群分布于生精小管之间

(二) 填空题

1. 生精小管上皮是由________和________两种细胞组成,基膜外的________收缩作用有助精子输出。

2. 生精上皮内紧贴基膜的一层细胞是________,体积最大的圆形细胞是________,位近管腔体积较小的圆形细胞是________。

3. 精子的顶体覆盖在________处,其内含有多种________;中心粒位于________,线粒体鞘包于精子尾部的________。

4. 生精上皮内的支持细胞能分泌________和________两种物质。

5. 睾丸间质细胞分泌物为________类激素,它进入生精小管内与________结合,有________作用。

6. 雄激素的主要作用是:________,________,________。

(三) 名词解释

1. 生精小管　**2.** 睾丸间质细胞　**3.** 血-睾屏障

(四) 问答题

1. 试述精子发生主要过程。
2. 试述生精细胞的减数分裂过程。
3. 试述精子形成所发生的主要变化。

参 考 答 案

(一) 选择题

A 型题

1. B　**2.** D　**3.** A　**4.** A　**5.** E　**6.** C　**7.** B　**8.** C

X 型题

1. BCE　**2.** AC　**3.** ABCE　**4.** ADE　**5.** ABCDE

(二) 填空题

1. 生精细胞;支持细胞;肌样细胞
2. 精原细胞;初级精母细胞;精子细胞
3. 核的前 2/3;水解酶;颈段;轴丝
4. 抑制素;雄激素结合蛋白
5. 类固醇;雄激素结合蛋白;促进精子发生
6. 促进精子发生;促进男性生殖器官的发育与分化;维持第二性征和性功能

(三) 名词解释(略)

(四) 问答题(略)

(马文智)

实习十八　女性生殖系统

女性生殖系统由卵巢、输卵管、子宫、阴道和外生殖器组成。卵巢产生卵子，分泌女性激素；输卵管输送生殖细胞，是受精部位；子宫是产生月经和孕育胎儿的器官。乳腺产生乳汁，哺育婴儿。

一、目的要求

（1）通过观察卵巢的组织结构，详细分析、识别，掌握不同发育时期的卵泡形态特点。了解卵泡发育过程，区别正常卵泡和闭锁卵泡的形态特点。

（2）了解黄体组织结构。

（3）通过观察不同时期的子宫内膜，掌握子宫内膜周期性变化的形态特点。

二、实习内容

（一）观察光镜标本

1. 卵巢

（1）取材：猫卵巢。

（2）染色：HE。

（3）肉眼观察：为完整卵巢的切片，外周深色，中央浅色。

（4）低倍镜观：可见卵巢被膜和实质，实质又分为外周的皮质和中央的髓质。皮质内可见不同发育阶段的卵泡、黄体及特殊的结缔组织（彩图 22）。髓质范围狭小，由疏松结缔组织构成，内含丰富的血管。

（5）高倍镜观

1）被膜：覆盖在实质表面，外表是单层扁平上皮，上皮深面的一薄层致密结结缔组织是白膜。

2）皮质：是周围较宽阔的部分，由特殊的结缔组织和不同发育阶段的卵泡组成。特殊的结缔组织中有网状纤维和大量梭形细胞。详细观察不同发育阶段的卵泡（彩图 23）。

原始卵泡：位皮质浅表白膜下，量大，体积较小。初级卵母细胞，位卵泡中央，大而圆，核圆，染色质细小分散，染色浅，透明呈空泡状，核仁大而明显。卵泡细胞为包围在初级卵母细胞之外的单层扁平细胞。

初级卵泡：位于原始卵泡深层，卵泡增大，初级卵母细胞也变大，卵泡细胞可以是单层立方或单层柱状，也可以是复层排列。在卵泡细胞与初级卵母细胞之间出现一层折光性强，深红的带状结构——透明带。原始卵泡周围的结缔组织增生，包绕卵泡，形成卵泡膜。

次级卵泡：卵泡体积更大，初级卵母细胞也更大，靠透明带外的一层卵泡细胞为柱状，呈放射状排列，为放射冠。卵泡腔出现，表现为卵泡细胞之间的小空隙，或融合成为大腔，呈透亮的空隙由于卵泡腔的出现使初级卵母细胞及周围一些卵泡细胞位于卵泡的一侧，形成向卵泡腔内的隆起——卵丘，卵泡腔周围的卵泡细胞构成卵泡壁，称颗粒层。卵泡膜分内、外层，内层细胞多呈卵圆形或梭形，核圆，富含毛细血管；外层纤维多，细胞少，呈梭形，与外周的结缔组织无明显界限。

闭锁卵泡：形态不一，卵母细胞呈现核固缩，染色质溶解，胞质溶解；透明带塌陷，或仅见到残留的透明带呈皱折状。卵泡细胞变性溶解。一些闭锁的卵泡显示间质腺样结构，卵泡膜细胞肥大，呈上皮样细胞，被结缔组织和毛细血管分隔，似一个假的黄体。（思考：这是发生在哪个阶段的卵泡退化？）

黄体：为大的上皮样细胞团，周围有结缔组织被膜包围，细胞所、团之间有丰富的毛细血管。常可见两种细胞，颗粒黄体细胞大，多边形，核圆，胞质染成浅红色；位于黄体周缘皱折处的一些小的，着色深的细胞为膜黄体细胞。（思考：这两种细胞各来自于哪两种细胞？）

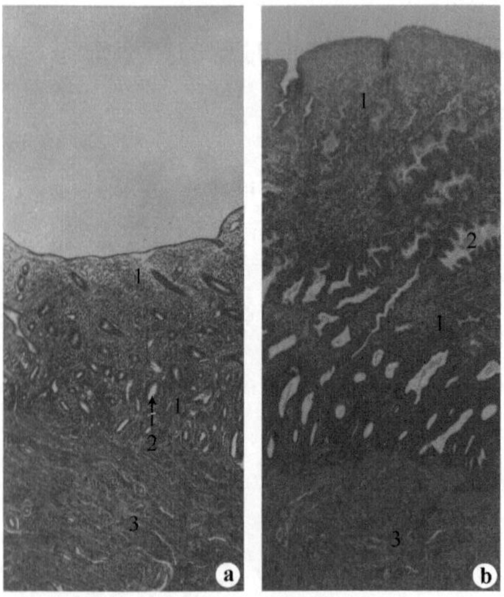

图 18-1 人子宫壁（低倍）

a. 增生期；b. 分泌期

1. 子宫内膜；2. 子宫腺；3. 子宫肌层

3）髓质：位实质中央的窄小范围，为富含血管的疏松结缔组织。

2. 子宫

（1）取材：人增生期子宫壁。

（2）染色：HE。

（3）肉眼观察：可见切片中子宫壁的一缘染成紫蓝色，为子宫内膜，红色部位为肌层。

（4）低倍镜观：子宫壁由内膜、肌层和外膜构成。含有子宫腺的部分为子宫内膜，子宫肌层非常厚，外膜很薄，染色浅（图 18-1）。

（5）高倍镜观

1）内膜：上皮为单层柱状上皮，大部分脱落不见，固有膜为特殊结缔组织，内含大量星形细胞及子宫腺。内膜可见子宫腺各种断面，且出现一些弯曲。在靠近基底层附近的功能层，可见若干被切成扁圆形的螺旋动脉（图 18-2）。

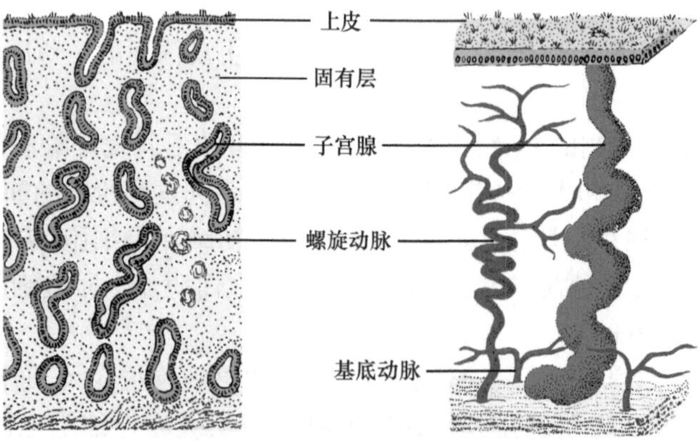

图 18-2 子宫内膜与腺模式图

2）肌层：厚，为平滑肌，肌束排列方向不一致，分层不清，肌束之间有大量的结缔组织和丰富的毛细血管。

3）外膜：最外表面，大部分为浆膜。

3. 分泌期子宫

(1) 取材:人分泌期子宫纵切面。

(2) 染色:HE。

(3) 肉眼观察:可见切片中子宫壁的一缘染成紫蓝色为子宫内膜,其厚度大于增生期子宫内膜(图 18-3)。

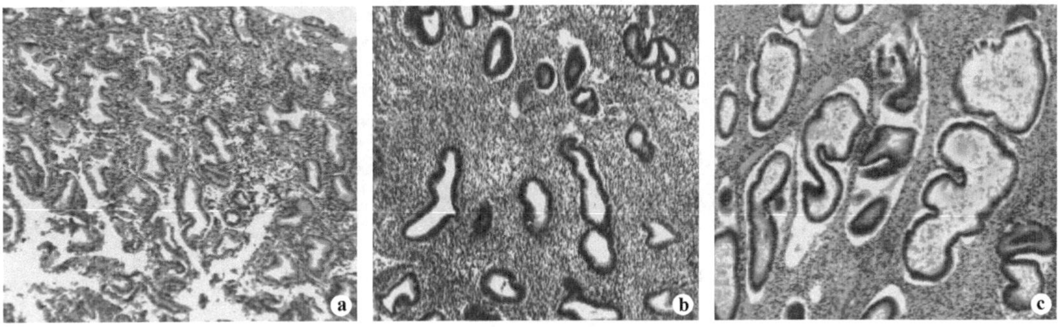

图 18-3　子宫内膜(高倍)

a. 月经期;b. 增生期;c. 分泌期

(4) 低倍镜观:子宫壁内膜厚度远远大于增生期的子宫内膜,可见较多被切成不同断面的子宫腺。固有层结缔组织较疏松。肌层及外膜结构同增生期。

(5) 高倍镜观:子宫内膜更厚,子宫腺更粗,更弯曲,腺腔扩大,内有分泌物;在靠近基底层附近的功能层,可很容易的观察到螺旋动脉切面,表现为管径小、管壁厚、成簇分布。说明螺旋动脉更长、更弯曲;结缔组织细胞增多,肥大,变圆,基质疏松。肌层、外膜同增生期子宫。

比较增生期和分泌期子宫内膜的结构。

4. 输卵管

(1) 取材:人输卵管横切面。

(2) 染色:HE。

(3) 肉眼观察:可见输卵管切片呈圆形,腔面染色较深为黏膜,位于输卵管一侧的粉红色结构为输卵管系膜,内有较大的血管。

(4) 低倍镜观:输卵管管壁由腔内向外分为黏膜、肌层和浆膜三层(图 18-4)。黏膜向管腔内突出,形成许多纵行有分支的皱襞,管腔几乎被分支状的皱襞充满,故管腔不规则(图 18-4)。

(5) 高倍镜观

1) 黏膜:黏膜上皮为单柱状,上皮下面为固有膜,由细密的结缔组织构成,血管丰富。上皮及固有膜向腔内突起,形成许多皱襞。单层柱状上皮由两种细胞组成:纤毛细胞,近顶部染色较浅,游离面有纤毛;分泌细胞,位于纤毛细胞之间,着色较深,无纤毛。

2) 肌层:平滑肌,内环,外纵两层,外纵肌排列较分散,其周围充满大量的结缔组织和血管。

3) 外膜:为浆膜。

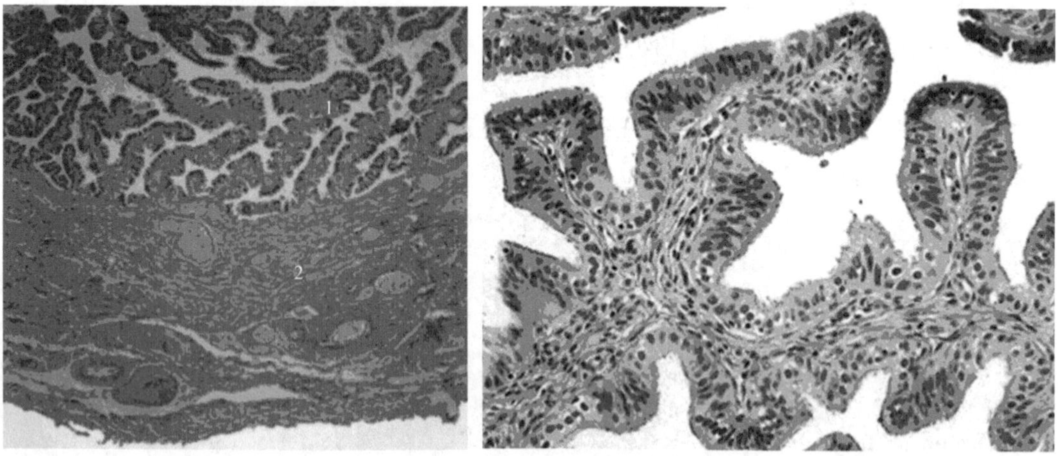

图 18-4　输卵管(左图为低倍,右图为高倍)
1. 皱襞;2. 肌层

(二) 示教

(1) 静止期乳腺。
(2) 分泌期乳腺。

请同学们注意观察两个不同生理期乳腺切片中腺泡、导管及脂肪组织的构成比有何不同。

练　习　题

(一) 选择题

A 型题

1. 关于原始卵泡的叙述错误的是(　　)
A. 由初级卵母细胞和单层立方的卵泡细胞构成
B. 卵母细胞的核大而圆,着色浅,核仁明显
C. 卵母细胞可长期停留于第 1 次减数分裂的前期
D. 数量多,位于皮质浅层
E. 卵细胞由胚胎期的卵黄囊迁移分化而来

2. 卵巢的白体是(　　)
A. 排卵后组织修复而成
B. 排卵后的卵泡壁增生形成
C. 卵泡闭锁后膜细胞增生形成
D. 黄体退化被结缔组织取代而成
E. 间质腺退化被结缔组织取代而成

3. 月经后使子宫内膜上皮修复的主要是(　　)
A. 残留的子宫内膜上皮细胞
B. 基底层残留的子宫腺细胞
C. 螺旋动脉的内皮细胞
D. 基质细胞
E. 成纤维细胞

4. 关于闭锁卵泡叙述错误的是(　　)
A. 卵母细胞增大　　B. 透明带塌陷,不规则
C. 卵泡壁坍塌　　D. 白细胞浸润
E. 卵泡膜的膜细胞增大

5. 关于黄体描述错误的是(　　)
A. 新鲜时呈黄色
B. 毛细血管极少
C. 粒黄体细胞大,数量多,染色浅
D. 膜黄体细胞小,数量少,染色深
E. 黄体细胞具有分泌类固醇激素细胞的特征

6. 输卵管黏膜皱襞最发达的部位是(　　)
A. 漏斗部　　B. 壶腹部
C. 子宫部　　D. 峡部
E. 子宫部和峡部

7. 关于子宫颈的结构和功能特点错误的是(　　)
A. 黏膜上皮为单层柱状
B. 外口处上皮移行为变移上皮
C. 上皮移行处是宫颈癌的好发部位

D. 黏膜的分泌受卵巢激素的影响
E. 妊娠时分泌物黏稠，可阻止微生物进入子宫

8. 有关阴道描述错误的是(　　)
A. 上皮较厚，属角化的复层扁平上皮
B. 上皮细胞内聚集大量糖原
C. 浅层上皮细胞可脱落
D. 脱落细胞的糖原转变为乳酸，使阴道液呈酸性
E. 上皮的脱落和新生与卵巢活动周期有关

9. 卵巢的间质腺是(　　)
A. 原始卵泡闭锁时由卵母细胞形成的
B. 初级卵泡闭锁时由卵泡细胞形成的
C. 次级卵泡闭锁时由颗粒细胞形成的
D. 次级卵泡闭锁时由膜细胞形成的
E. 由基质细胞分化形成的

10. 在妊娠后期，乳汁内的初乳小体是(　　)
A. 乳蛋白凝块
B. 吞噬脂滴的巨噬细胞
C. 分泌抗体的浆细胞
D. 脱落的导管上皮细胞
E. 脱落的腺细胞

X 型题

1. 性成熟期，女性生殖器官具有周期性变化的是(　　)
A. 外生殖器　　B. 阴道
C. 子宫　　D. 输卵管
E. 卵巢

2. 性成熟期，妇女的卵巢内可存在(　　)
A. 闭锁卵泡　　B. 初级卵泡
C. 次级卵泡　　D. 成熟卵泡
E. 原始卵泡

3. 妊娠黄体可分泌(　　)
A. 雌激素　　B. 雄激素
C. 孕激素　　D. 松弛素
E. 催产素

4. 排卵时，排出的成分包括(　　)
A. 次级卵母细胞　　B. 颗粒细胞
C. 透明带　　D. 放射冠
E. 卵泡液

5. 卵泡膜(　　)
A. 由卵泡周围的结缔组织分化而来
B. 可区分出内、外两层
C. 外层含卵泡细胞较多
D. 内层含膜细胞较多
E. 膜细胞有内分泌功能

(二) 填空题

1. 月经黄体细胞可分为________细胞和________细胞两种，可分泌________和________激素。

2. 原始卵泡是由________和________细胞组成。

3. 卵泡的发育可分为________、________、________和________四个阶段。

4. 子宫内膜周期性变化一般分为________，________和________三期。

5. 排卵后在 LH 作用下，颗粒细胞分化为________细胞，膜细胞分化为________。

6. 活动期乳腺应包括________和________期

(三) 名词解释

1. 月经周期　**2.** 次级卵泡　**3.** 排卵
4. 月经黄体　**5.** 间质腺

(四) 问答题

1. 试述子宫壁的结构特点。
2. 试述子宫内膜的月经周期变化。
3. 试述分泌期乳腺的结构特点

参考答案

(一) 选择题

A 型题

1. A　**2.** D　**3.** B　**4.** A　**5.** B　**6.** B　**7.** B　**8.** A
9. D　**10.** B

X 型题

1. BCDE　**2.** ABCDE　**3.** ACD　**4.** ABCDE
5. ABDE

(二) 填空题

1. 粒黄体细胞；膜黄体细胞；雌激素；孕激素
2. 卵母细胞；卵泡细胞
3. 原始卵泡；初级卵泡；次级卵泡；成熟卵泡
4. 增生期；分泌期；月经期
5. 粒黄体细胞；膜黄体细胞
6. 妊娠期；哺乳期

(三) 名词解释(略)

(四) 问答题(略)

(沈新生)

实习十九 眼 和 耳

眼是视觉器官，包括眼球及其附属器官，能感受光和颜色的刺激，经视神经传至大脑的视觉中枢，形成各种光感、色觉和图像，产生视觉。

耳是位听器官，由外耳、中耳和内耳三部分组成。外耳和中耳接收和传导声波；内耳感受位置觉和听觉。

一、目 的 要 求

（1）掌握眼球壁各层的结构与功能；熟悉眼屈光装置的结构与功能。

（2）了解内耳骨迷路的组织结构；熟悉壶腹嵴、位觉斑的结构与功能。

（3）掌握螺旋器的结构与功能。

二、实 习 内 容

（一）光镜观察切片

1. 眼球

（1）取材：小孩眼球。

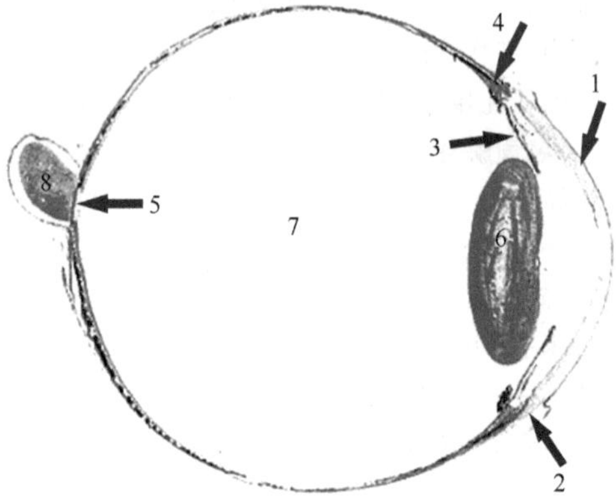

图 19-1　人眼球水平切面整体观

1. 角膜；2. 角膜缘；3. 虹膜；4. 睫状体；5. 视神经乳头；6. 晶状体；7. 玻璃体；8. 视神经

（2）染色：HE。

（3）肉眼观察：完整眼球的前后径切片，最外表为纤维膜，前方 1/6 突出为角膜，其后 5/6 为巩膜，巩膜内侧黑染的是脉络膜，最内层为视网膜。角膜后方红色的晶状体呈椭圆形，其两侧黑染的是睫状体，睫状体前面有黑染的虹膜，虹膜中央有瞳孔（有的未切到）。晶状体后有视网膜，两者之间的透亮区域为玻璃体所在位置（图 19-1）。

（4）低倍镜观

1）眼球壁：从外向内分三层（图 19-2，彩图 24）。

纤维膜：①角膜——位纤维膜的前 1/6。染成粉红色，半径较小，故稍向前方突出。可见其内层结构。②巩膜——位纤维膜的后 5/6，红色稍深。为致密结缔组织，内有少量细胞和血管，与角膜相续。

血管膜：①虹膜——位于角膜后方，晶状体前方，与睫状体相连，中间有瞳孔（有的没有切到）。②睫状体——位于巩膜前内方并与脉络膜相续，略呈三角形。③脉络膜——衬于巩膜内面，占眼球后部大多数。

视网膜：位眼球壁的最内层，紧贴在脉络膜内面。

2）屈光装置

晶状体：双凸透镜样的红色透明体。

玻璃体：不见其内胶状体。

（5）高倍镜观：仔细观察各部的微细构造（描述方法由前向后，由外向内）。

1）纤维膜

角膜：由外向内分五层（图 19-3）。①角膜上皮（前上皮）：复层扁平上皮，5～6 层上皮，表层细胞不角化。②前界膜：一层透明均质膜。③角膜基质（固有层）：此层最厚，其内部胶原原纤维与表面平行，规则排列成层。④后界膜：同前基膜。⑤角膜内皮（后上皮）：衬于最内面，为单层扁平上皮。

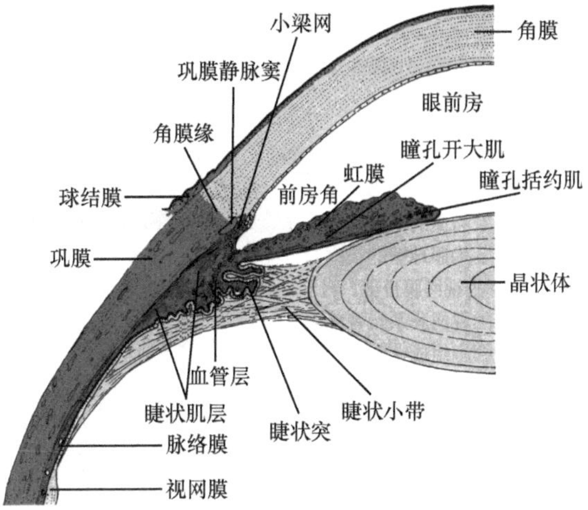

图 19-2 人眼球前部模式图

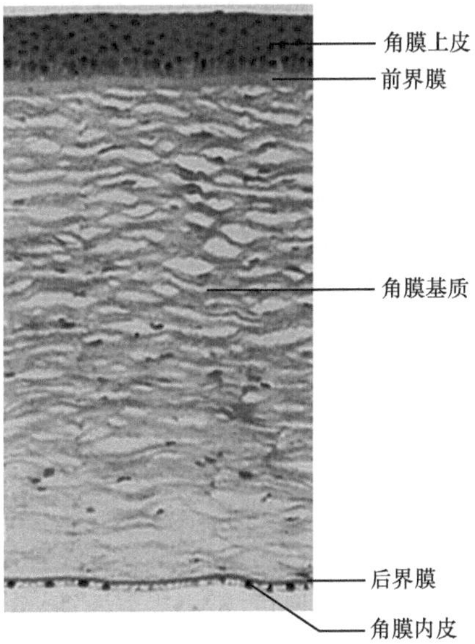

图 19-3 人眼球角膜（低倍）

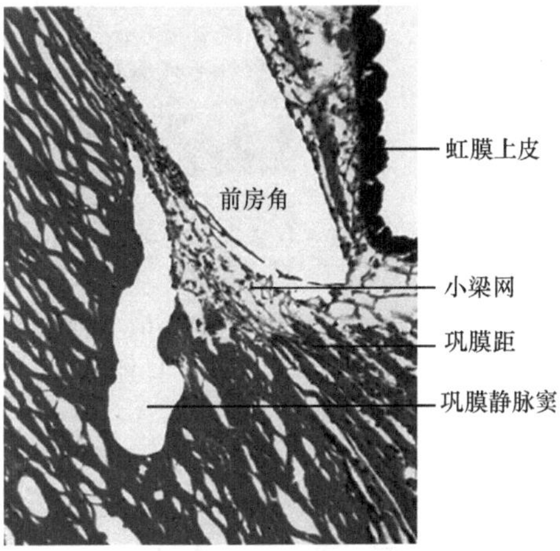

图 19-4 巩膜静脉窦和小梁网（高倍）

巩膜：在与角膜交界处，巩膜向前内侧凸出，形成一个嵴，称巩膜距。巩膜距前外方有一裂隙，为巩膜静脉窦（彩图 24，图 19-4），巩膜静脉窦的内侧为小梁网。巩膜前部的表面有球结膜覆盖（复层扁平上皮）与角膜上皮连续。

2）血管膜：位于纤维膜内面，由富含血管和色素细胞的疏松结缔组织组成。

虹膜（图 19-4，图 19-5）：①前面：为前缘层，与角膜后上皮相连续。②中间：为虹膜基质。为富含血管和色素细胞的疏松结缔组织。③后面：前层为特殊分化的肌上皮细胞，后层为较大的色素上皮细胞。④虹膜角：虹膜、巩膜、角膜三者相连系的部分，巩膜距前外方可见巩膜静脉窦，内覆盖一层内皮，巩膜静脉窦内侧可见小梁网，由小梁及小梁间隙组成。

睫状体：位于脉络膜的前方，二者交界处的内面与视网膜凹凸交错形成锯齿缘。前 1/3 为放射状排列的睫状突，其与晶状体之间有淡粉色细纤维状的睫状小带相连（图 19-1，图

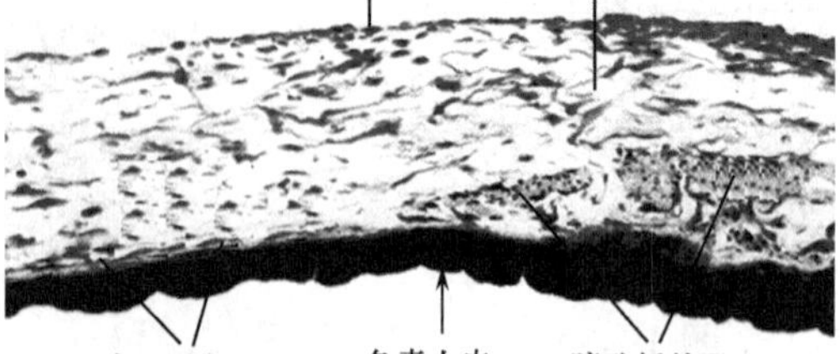

图 19-5 人眼球虹膜(高倍)

19-2)。后 2/3 较平坦,称睫状环。①睫状肌层:由平滑肌构成,肌纤维的三种走行方向不易分辨。②血管层:为富含血管的疏松结缔组织。③睫状上皮层:由两层细胞组成。其外层为单层立方色素细胞,内含粗大的色素颗粒。内层为单层立方或矮柱状的非色素细胞(两层不易区分),具分泌房水功能。

脉络膜:由富含血管和色素细胞的疏松结缔组织组成(图 19-6)。

3)视网膜:位于脉络膜的内面,主要由四层细胞组成(图 19-6,图 19-7),由外向内细胞依次为色素上皮细胞层、视细胞层、双极细胞层、节细包层。

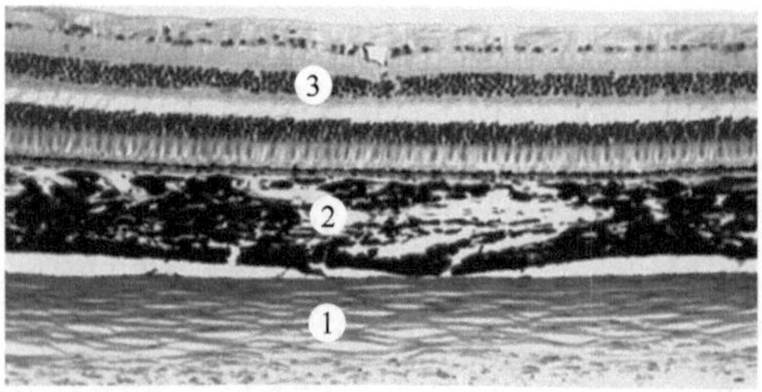

图 19-6 人眼球壁的三层结构(低倍)

1. 纤维膜;2. 血管膜;3. 视网膜

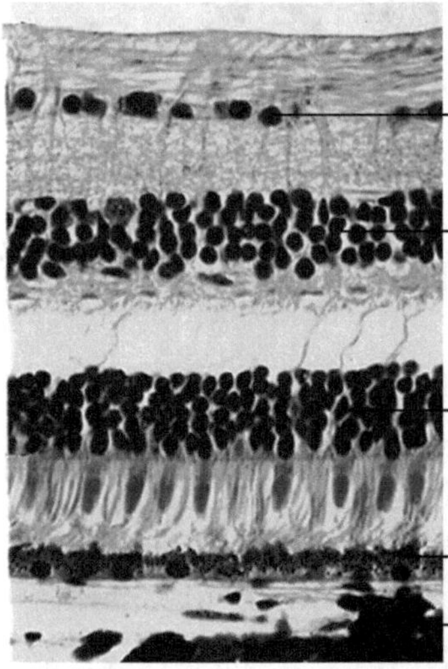

图 19-7 人眼球视网膜(高倍)

色素上皮细胞层:紧贴脉络膜的一层立方形色素上皮,染成黑色,细胞界限不清。

视细胞层:包括视杆和视锥细胞两种,位于色素细胞的内方,其核排成致密较厚的一层,由此发出的纤维向外构成视杆视锥层,向内构成网状层,在此与双极细胞的树突形成突触。

双极细胞层:位于视细胞的内侧,其细胞亦排成较密一层,其突起一端与视细胞形成突触,另一端与第三级神经元形成突触,形成突触部分只见呈粉红色,而神经纤维不太清楚。

节细胞层:细胞核大,数量少,在双极细胞的内侧排成一层,为多极神经细胞,其树突与双极细胞形成突触,轴突集中形成视神经。

4)黄斑和视神经乳头(图 19-8,图 19-9)。

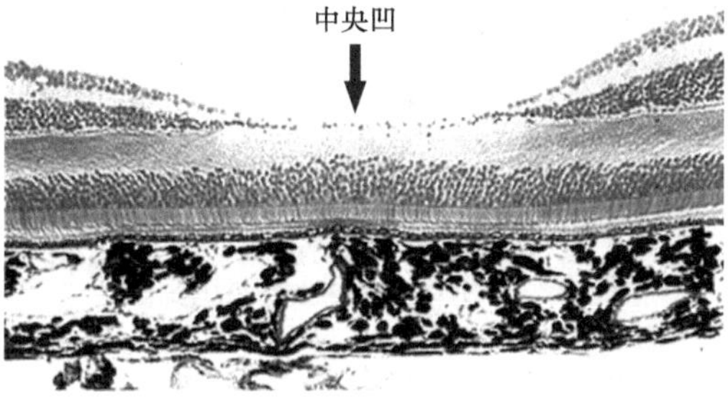

图 19-8 黄斑和中央凹(低倍)

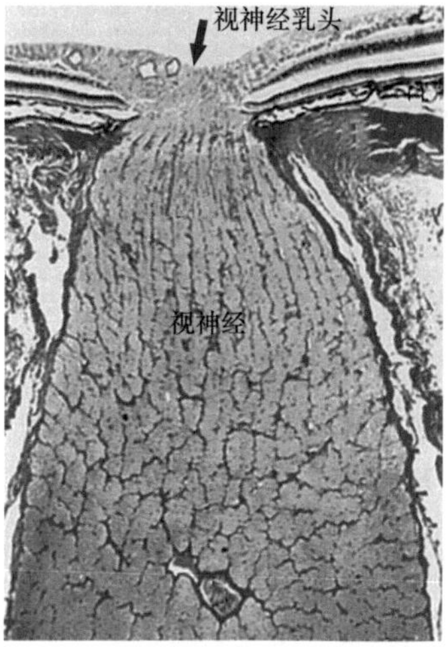

图 19-9 视神经乳头(低倍)

5) 晶状体:见图 19-10。

晶状体囊:位晶状体外一层均质而有弹性的薄膜,染成淡红色。

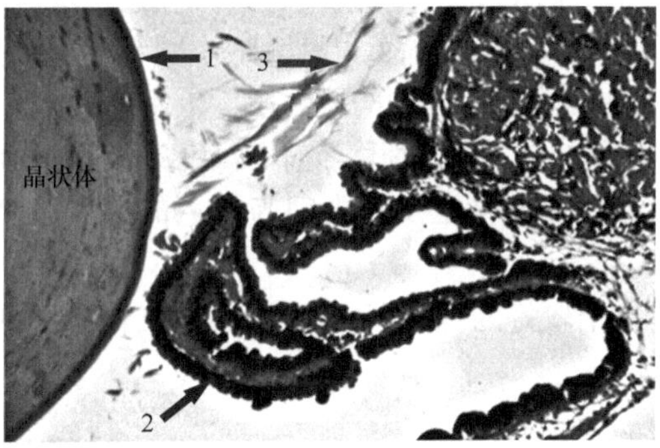

图 19-10 人眼球晶状体(高倍)

1. 晶状体囊;2. 睫状突;3. 睫状小带

晶状体上皮:位晶状体前方,囊的内面,为单层立方上皮。

晶状体纤维:构成晶状体实质,在赤道处,上皮细胞变长并移向中心,形成晶状体纤维,近中央处细胞核消失,纤维界限不清,成为致密一团晶状体核。

2. 内耳

(1) 取材:豚鼠内耳。

(2) 染色:HE。

(3) 肉眼观察:内耳切片,从中找出圆锥形的部位——耳蜗纵切,切面正通过蜗轴。

(4) 低倍镜观:找着椭圆形蜗管的断面(豚鼠的耳蜗绕轴三圈半),选择一个比较完整的观察。可见骨蜗管内分三个腔:上方的前庭阶,下方的鼓室阶,中间的膜蜗管。耳蜗中央为骨质蜗轴,内有蜗神经,详细观察蜗管的构造,切片上呈三角形,有三个壁(图 19-11,图 19-12)。

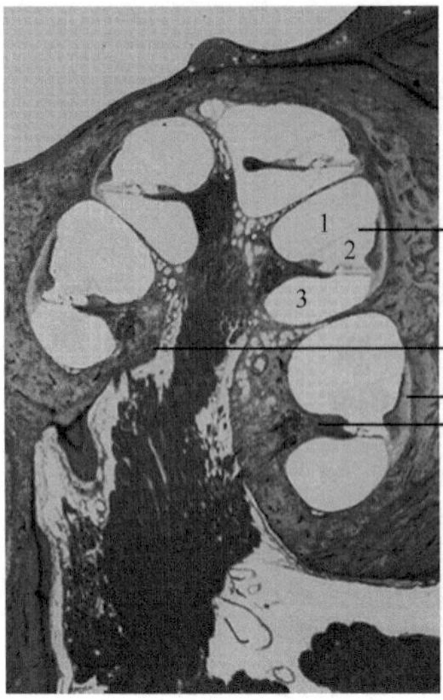

图 19-11 豚鼠耳蜗纵切面(低倍)
1. 前庭阶;2. 膜蜗管;3. 鼓室阶

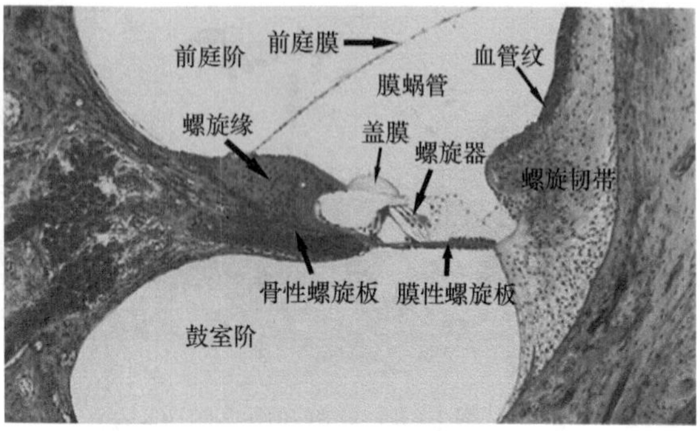

图 19-12 豚鼠内耳膜蜗管和螺旋器(高倍)

1）上壁:前庭膜,两面为单层扁平上皮,中间夹有少量结缔组织。

2）外壁:骨膜增厚形成螺旋韧带,表面覆盖复层柱状上皮,此上皮内含有血管又称血管纹。

3）下壁:由内侧的骨性螺旋板和外侧的膜性螺旋板组成。

骨性螺旋板:骨膜增厚成嵴,上下唇分别称为前庭唇和鼓室唇,由前庭唇向外伸出盖膜。

膜性螺旋板:下面覆盖一层扁平上皮。中间为红色的胶原纤维形成的一层基膜,上面螺旋器突向膜蜗管。

（5）高倍镜观:选择一个较好的螺旋器,详细观察其结构(图 19-13)。

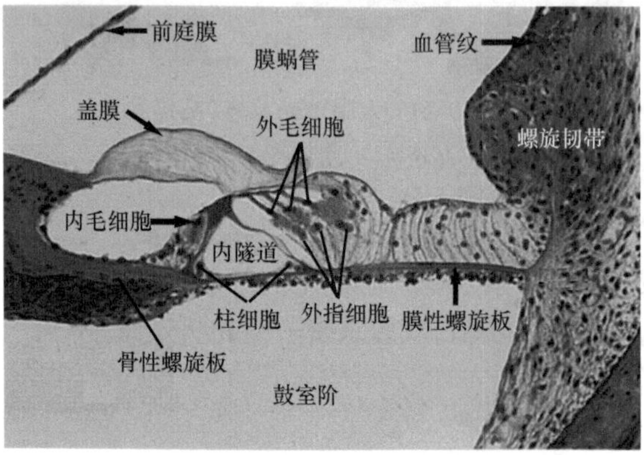

图 19-13 豚鼠内耳螺旋器(高倍)

1）支持细胞:分柱细胞和指细胞。

内、外柱细胞:各为一排细胞,基底部很宽,附基膜上,胞核圆形,细胞的上端相嵌在一起,中部细长,互相分离,围成一个三角形的隧道,细胞核位于细胞基部近隧道侧。

内、外指细胞:内指细胞位于内柱细胞的内侧,外指细胞位于外柱细胞的外侧。指细胞呈长柱形,位于基膜上,可见圆形核位于中间,内指细胞只有一个,外指细胞 3 ~ 5 个。

2）毛细胞:分内、外毛细胞,分别在内、外指细胞的上方,呈柱状,基部被指细胞托着,细胞数目同指细胞。核圆形,位于指细胞核的上方。毛细胞的游离面有排列规则的静纤毛,又称听毛(有时不易看到)。

3）位觉斑:椭圆囊斑和球囊斑均为位觉感受器,故又合称位觉斑(图 19-14)。

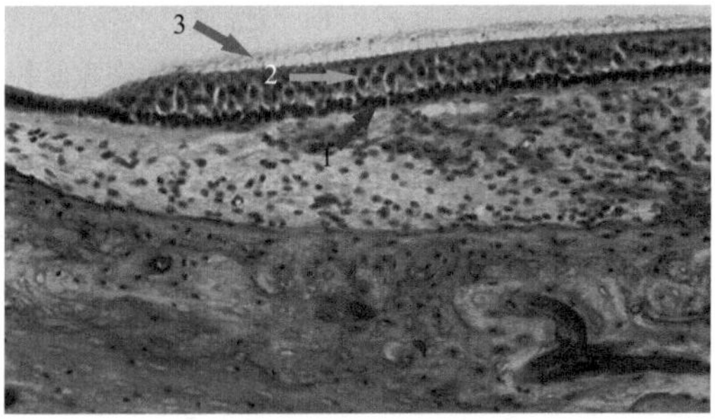

图 19-14　豚鼠内耳位觉斑(高倍)

1. 支持细胞;2. 毛细胞;3. 位砂膜

(二) 电镜图片

1. 视杆细胞和视锥细胞　见图 19-15。

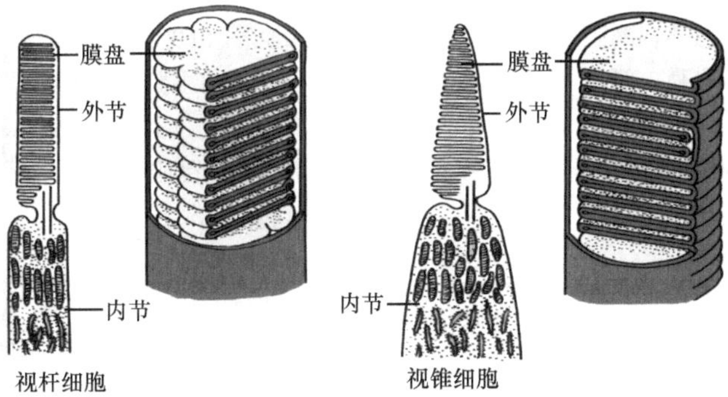

图 19-15　视杆细胞和视锥细胞电镜结构式图

2. 螺旋器　见图 19-16。

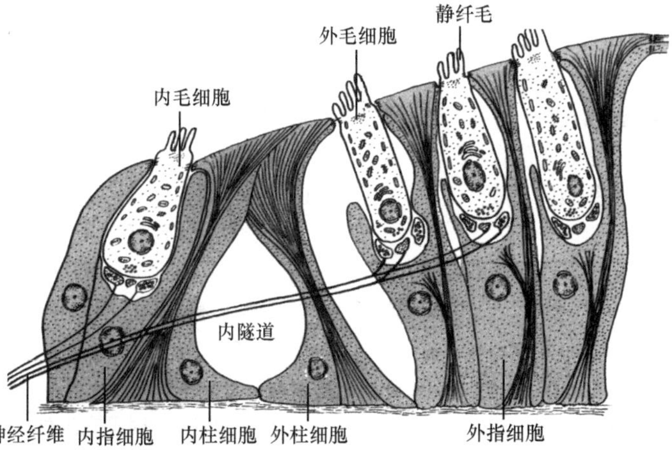

图 19-16　螺旋器电镜结构模式图

练　习　题

（一）选择题

A 型题

1. 对眼球壁结构描述错误的是(　　)
A. 分纤维膜、血管膜、视网膜 3 层
B. 纤维膜包括角膜和巩膜
C. 血管膜包括虹膜、睫状体和脉络膜
D. 视网膜分视部和盲部
E. 纤维膜内富含色素

2. 不属于角膜特征的是(　　)
A. 分角膜上皮、前界层、角膜基质、后界层和角膜内皮 5 层
B. 富含感觉神经末梢
C. 毛细血管丰富
D. 角膜上皮再生能力强
E. 前界层损伤后不能再生

3. 关于眼球壁血管膜的描述哪项错误(　　)
A. 位于眼球壁中层,能营养视网膜
B. 分虹膜、睫状体和脉络膜 3 部分
C. 富含血管和色素
D. 具有调节屈光和瞳孔大小的功能
E. 脉络膜具有感光功能

4. 视网膜的细胞不包括(　　)
A. 色素细胞
B. 视锥细胞和视杆细胞
C. 毛细胞
D. 节细胞
E. 双极细胞

5. 关于视网膜色素上皮细胞描述错误的是(　　)
A. 单层矮柱状细胞,基部附于玻璃膜
B. 细胞顶部胞质突伸入视细胞之间
C. 胞质内含有黑素颗粒和吞噬体
D. 储存维生素 A,参与视紫红质的合成
E. 能感受强光,增强视锥细胞的功能

6. 视网膜脱离多发生在(　　)
A. 脉络膜和玻璃膜之间
B. 玻璃膜和色素上皮之间
C. 色素上皮和视细胞层之间
D. 视细胞层和内核层之间
E. 内核层和节细胞层之间

7. 含视紫红质、感受暗光和弱光的细胞是(　　)
A. 色素上皮细胞　　B. 视杆细胞
C. 视锥细胞　　D. 双极细胞
E. 节细胞

8. 与中央凹的视觉敏锐无关的是(　　)
A. 视网膜最薄
B. 只有视锥细胞和色素上皮层
C. 光线通过屈光装置直接落在视锥细胞上
D. 视锥细胞与双极细胞、节细胞形成一对一的视觉通路
E. 距离视神经最近,视觉通路最短

9. 关于晶状体的结构哪项错误(　　)
A. 双凸透明体
B. 前表面有单层立方上皮
C. 外包薄层均质的晶状体囊,由交织成网的胶原纤维组成
D. 浅层晶状体纤维构成皮质,中心部纤维构成晶状体核
E. 无血管,由房水提供营养

10. 白内障的主要原因是(　　)
A. 房水产生过多
B. 房水流出受阻
C. 角膜混浊
D. 晶状体混浊
E. 玻璃体混浊

11. 关于膜迷路的结构哪项是错误的(　　)
A. 位于骨迷路内,与骨迷路间充填外淋巴
B. 分膜半规管、球囊和椭圆囊、膜蜗管
C. 由单层扁平上皮和薄层结缔组织构成
D. 位觉感受器由管壁黏膜局部增厚形成
E. 椭圆囊内的位觉感受器称壶腹嵴

12. 膜迷路不包括(　　)
A. 膜半规管　　B. 前庭
C. 椭圆囊　　D. 球囊
E. 膜蜗管

13. 螺旋器的听弦位于(　　)
A. 盖膜　　B. 前庭膜
C. 膜螺旋板　　D. 骨螺旋板
E. 血管膜

14. 关于膜蜗管的结构错误的是(　　)
A. 位于耳蜗内,周围充满外淋巴
B. 围绕蜗轴盘旋两圈半,切面呈三角形
C. 顶壁为前庭膜

D. 外侧壁为复层扁平上皮，含血管，称血管纹

E. 底壁上皮增厚形成螺旋器

15. 关于壶腹嵴支持细胞的描述，哪项正确(　　)

A. 支持细胞呈立方形

B. 支持细胞游离面有纤毛

C. 支持细胞分泌胶状物形成壶腹帽

D. 支持细胞可感受旋转运动刺激

E. 支持细胞基部与神经末梢形成突触

X 型题

1. 眼球内容物包括(　　)

A. 房水　　B. 虹膜

C. 晶状体　　D. 睫状体

E. 玻璃体

2. 睫状体的功能包括(　　)

A. 调节瞳孔大小

B. 调节晶状体厚度

C. 合成蛋白质修复晶状体

D. 合成蛋白质形成睫状小带

E. 产生房水

3. 房水(　　)

A. 是充盈于眼前、后房的透明液体

B. 来源于睫状体上皮的分泌和睫状突毛细血管的渗出

C. 经小梁网间隙和巩膜静脉窦导出

D. 具有营养晶状体和角膜的功能

E. 其产生和排出保持动态平衡，以维持眼内压正常

4. 角膜透明的原因是(　　)

A. 上皮为非角化上皮

B. 上皮基部平坦

C. 无色素细胞

D. 无血管

E. 基质层胶原原纤维纤细平行

5. 眼的屈光介质包括(　　)

A. 角膜　　B. 视网膜

C. 晶状体　　D. 房水

E. 玻璃体

(二) 填空题

1. 眼球壁由________、________和________三层膜构成。

2. 眼的屈光装置包括________、________、________和________。

3. 角膜由前向后依次分为________、________、________、________和________五层。

4. 血管膜由富含________和________的疏松结缔组织构成，由前向后依次分为________和________三部分。

5. 视网膜为神经组织，主要有四层细胞构成，由外向内依次是________、________、________和________细胞层。

6. 视网膜中的________和________细胞是感受光线的感觉神经元。

(三) 名词解释

1. 小梁网　**2.** 黄斑和中央凹　**3.** 膜盘　**4.** 壶腹嵴

(四) 问答题

1. 光线依次通过哪些结构到达视网膜的感光细胞，并转化为神经冲动传出眼球？

2. 眼球中哪些重要结构与房水的产生和回流有关？试述其结构特点。

3. 试述螺旋器的组织结构和功能。

参 考 答 案

(一) 选择题

A 型题

1. E　**2.** C　**3.** E　**4.** C　**5.** E　**6.** C　**7.** B　**8.** E
9. C　**10.** D　**11.** E　**12.** B　**13.** C　**14.** D　**15.** C

X 型题

1. ACE　**2.** BDE　**3.** ABCDE　**4.** ABCDE
5. ACDE

(二) 填空题

1. 纤维膜；血管膜；视网膜

2. 角膜；房水；晶状体；玻璃体

3. 角膜上皮；前界层；角膜基质；后界层；角膜内皮

4. 血管；色素细胞；虹膜；睫状体；脉络膜

5. 色素上皮层；视细胞层；双级细胞层；节细胞层

6. 视锥细胞；视杆细胞

(三) 名词解释(略)

(四) 问答题(略)

(周文献)

实习二十　人体胚胎发育总论

胚胎学主要是研究从受精卵发育为新生个体的过程及其机制的科学,研究内容包括生殖细胞发生、受精、胚胎发育、胚胎与母体关系、先天性畸形等。人体发生是从卵子与精子结合形成的受精卵开始的。受精卵经卵裂、胚泡形成和植入子宫内膜而进一步发育,一部分形成三胚层并分化为胎儿,另一部分发育为胎儿的附属结构并参与构成胎盘。

人体胚胎发育过程是一个复杂的变化过程,除理论讲述外,胚胎学实验也是了解胚胎演变的一个重要手段。实验课中,以观察模型为主,辅以实物标本、图解、照片及录像、动画等,帮助了解每个重要发育阶段胚胎的外部及内部的主要结构及其演变过程,并把发育过程有机地联系起来。对胚胎的发育建立起发生、发展变化的动态概念及立体概念,也要掌握在不同时期这些结构演变的来龙去脉,即胚胎的时间与空间的结构变化。这不仅对于学好胚胎学十分必要,而且对于训练和培养动态的空间思维方法也很有裨益。掌握正常发育的同时还要求掌握常见畸形。

一、受　　精

目的要求:通过观看挂图及模型掌握受精的地点、部位、过程及意义。

二、卵裂、胚泡形成

(一) 目的要求

人胚卵裂的特点和胚泡的结构。

(二) 模型

1. 卵裂膜型　是依据猴的卵裂过程制作的。模型上受精卵外的灰色厚壳为透明带。受精卵分裂的次数越多,所形成的卵裂球数目越多而体积越小,在透明带内形成桑葚胚。

2. 胚泡模型　外周一层扁平的细胞为滋养层,中央有一大的胚泡腔,在滋养层的一端有一团细胞附着,称为内细胞群。

三、植入及原肠胚形成

(一) 目的要求

了解植入及两个胚层形成过程中,胚泡与子宫内膜的变化。

(二) 模型

下面四个模型说明排卵、受精、植入等的部位以及胚泡植入过程中与子宫内膜的关系。

1. 模型1　约为受精后7天,胚泡开始侵入子宫内膜。

2. 模型2　胚泡将全部植入子宫内膜,植入部的滋养层细胞(蓝紫色)已迅速繁殖增厚。内细胞群中出现内胚层(黄色)。此时已形成羊膜腔。

3. 模型3　约在受精后第11~12天,胚已全部埋入蜕膜内(思考:蜕膜分为几部分?),

子宫表面之上皮已经愈合(思考:此处形成蜕膜的哪一部分?),滋养层明显地分化为二层,胚泡腔内粉色网状的结构即胚外中胚层。羊膜腔扩大,腔底面蓝色的细胞为上胚层,此时下胚层也繁殖增多,将继续生长围成卵黄囊。

4. 模型 4　约为受精后第 14 ~ 15 天,胚泡着床部位的子宫蜕膜已向腔面突起,滋养层与胚外中胚层共同组成绒毛膜及突起的绒毛,另一部分胚外中胚层包在羊膜与卵黄囊表面,由于胚外体腔的出现将胚外中胚层分为脏层和壁层,并形成体蒂。与滋养层和羊膜相贴的胚外中胚层为壁层,与卵黄囊相贴的胚外中胚层为脏层,两层之间的腔为胚外体腔。羊膜腔的底和卵黄囊的顶,即内、外二个胚层共同组成扁盘状的胚盘。胚盘将来演变成什么?胚盘以外的部分将演变成胚胎的什么结构?

四、中胚层的形成和中轴器官的建立

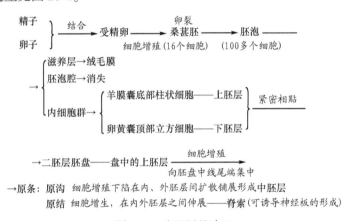

中胚层的建立见图 20-1。

精子 }
卵子 } —结合→ 受精卵 —细胞增殖(16个细胞)→ 桑葚胚(卵裂) —(100多个细胞)→ 胚泡 ——

→ { 滋养层→绒毛膜
　　胚泡腔→消失
　　内细胞群→ { 羊膜囊底部柱状细胞——上胚层 } 紧密相贴
　　　　　　　　卵黄囊顶部立方细胞——下胚层 }

→二胚层胚盘——盘中的上胚层 —细胞增殖→ 向胚盘中线尾端集中

→原条：原沟　细胞增殖下陷在内、外胚层间扩散铺展形成中胚层
　　　　原结　细胞增生，在内外胚层之间伸展——脊索(可诱导神经板的形成)

图 20-1　中胚层的建立

三个胚层的分化见图 20-2。

外胚层 {
- 体表外胚层→表皮及附属器官:头发、皮脂腺、汗腺、乳腺、指甲等;外耳道、口腔、腮腺、角膜、鼻腔和肛门的上皮;牙釉质、晶状体、内耳膜迷路和腺垂体等
- 神经外胚层 { 神经沟→神经管→脑、脊髓、松果体、神经垂体、视网膜；神经嵴→脑、脊神经节;植物性神经节;肾上腺髓质 }

中胚层 {
- 轴旁中胚层→体节 { 生骨节→骨与软骨；生肌节→骨骼肌；生皮节→真皮 }
- 间介中胚层 { 泌尿系统→肾、输尿管；生殖系统→睾丸或卵巢、生殖管道 }
- 侧中胚层 { 体壁中胚层→体壁的骨骼、肌肉、结缔组织；胚内体腔→心包腔、腹膜腔、胸膜腔；脏壁中胚层→原始消化管壁。(将分化为消化、呼吸系统除上皮以外的其余结构) }
- 间充质细胞→骨、软骨、肌肉、结缔组织、血管、心肌、血液、肾上腺皮质

内胚层 {
- 原肠→消化管、消化腺和下呼吸道与肺的上皮;中耳、甲状腺、甲状旁腺、胸腺
- 尿囊→膀胱、尿道、阴道、前列腺的上皮

中轴器官:原条、原结、脊索、神经管、体节这些位于中轴上的器官

图 20-2　三个胚层的分化

五、胎儿的附属结构和胎盘

（一）目的要求

（1）会辨认人胚各种胎膜，并熟悉其发生过程。

（2）掌握胎盘的发生及构造。

（二）模型

胎儿、胎盘在子宫内的关系。模型为妊娠 3 个月子宫的矢状断面，外周为很厚的子宫壁，腔内容纳着胚胎与胎膜。

1. 观察各胎膜的位置

（1）绒毛膜：是蜕膜里面的一层，由滋养层和胚外中胚层构成。向包蜕膜部分的绒毛退化为平滑绒毛膜。在底蜕膜处绒毛增生丛密为丛密绒毛膜。后者已成为胎盘的胎儿部分。

（2）羊膜：是绒毛膜里面的一层，由胚外外胚层和胚外中胚层构成。此时羊膜与绒毛膜贴紧，胚外体腔已消失。

（3）卵黄囊：是胚胎腹侧的囊泡，由胚内内胚层和胚外中胚层构成，被包在脐带中。

（4）尿囊：是后肠腹侧壁向体蒂内的突起，被包在脐带中。

（5）脐带：以体蒂为基础，由羊膜包被而成，其中有卵黄囊、尿囊、2 条脐动脉和 1 条脐静脉。

2. 观察胎盘的构造（注意联系胎盘功能）

（1）胎儿部：丛密绒毛膜构成。有羊膜、绒毛膜、绒毛干、游离绒毛和固定绒毛。

（2）母体部：底蜕膜构成。有绒毛间隙、胎盘隔和底蜕膜。

（三）肉眼观察标本

1. 2 个月人胚绒毛膜标本　为一胚囊，只能看到外表的绒毛膜，看不到里面的胚胎。在绒毛膜表面均能看到绒毛的突起，此时尚不能区分平滑绒毛膜与丛密绒毛膜。

2. 4 个月胎儿和胎膜　标本的羊膜保持完整，其一侧有厚的绒毛膜包裹为丛密绒毛膜，已形成为胎盘。大部为透明的羊膜，仅在丛密绒毛膜的周边见到少部分无绒毛的平滑绒毛膜。通过羊膜可见浸泡在羊水中的胎儿与脐带。

3. 足月人胚胎盘标本　为圆盘状。一侧光滑，连有脐带，表面覆盖着羊膜为胎儿面。另一侧表面粗糙为母体面，为底蜕膜构成，可见约 20 个大小不等的分区，称为胎盘小叶。

六、案例分析

1. 问题编号　胚胎学-1。

2. 名称　先天性畸形。

3. 所属章节专业内容　胚胎学总论，畸形，致畸因素。

4. 学习目的与达到目标

（1）了解先天性畸形的种类和畸形原因。

（2）了解致畸敏感期。

(3) 掌握从受精到形成各系统原基的胚体生长过程。

5. 关键词　先天性畸形、致畸因素。

6. 相关内容与学习进度

(1) 理论课:已完成人体胚胎学整个内容。

(2) 实验课:胚胎学。

7. 病例讨论

孕妇王某,女,28 岁,2004 年 5 月 14 日因开始有节律性的腹痛而入院。于 5 月 15 日经剖腹手术产一个足月男婴。婴儿面部发育不健全,同时伴有脑部缺损,有部分大脑膨出体外,产后不久即死亡。产妇及配偶家族均无家族性遗传病史。产妇于受孕 40 天左右时,全身曾起过白色的团块状斑疹,同时伴有发热,因几天后好转,未曾给予重视。余无其他特殊情况。

诊断:胎儿畸形——前神经孔未闭。

问题:(1)考虑由什么原因引起?

(2) 其他常见原因还有什么?

8. 参考资料　人体胚胎学、遗传学。

9. 小结　由带教老师小结。

练　习　题

(一) 选择题

A 型题

1. 受精的部位是在(　　)

A. 输卵管壶腹部

B. 输卵管峡部

C. 输卵管漏斗部

D. 子宫底、体部

E. 子宫颈部

2. 胚泡植入的正常部位是(　　)

A. 子宫底和体部内膜的功能层

B. 子宫颈部黏膜

C. 子宫内膜基底层与肌层之间

D. 子宫内膜基底层

E. 输卵管黏膜

3. 参与形成胎盘的结构是(　　)

A. 底蜕膜　　B. 包蜕膜

C. 壁蜕膜　　D. 平滑绒毛膜

E. 羊膜

4. 诱导神经管发育的是(　　)

A. 原条　　B. 原结

C. 原凹　　D. 原沟

E. 脊索

5. 自三胚层胚盘中轴向外侧依次为(　　)

A. 间介中胚层、轴旁中胚层、侧中胚层

B. 轴旁中胚层、侧中胚层、间介中胚层

C. 轴旁中胚层、间介中胚层、侧中胚层

D. 侧中胚层、间介中胚层、轴旁中胚层

E. 侧中胚层、轴旁中胚层、间介中胚层

6. 胚内体腔位于哪两个胚层之间(　　)

A. 外胚层和内胚层

B. 外胚层和中胚层

C. 内胚层和胚外中胚层

D. 胚外中胚层壁层与脏层

E. 侧中胚层壁层与脏层

7. 下列哪一项参与绒毛膜的形成(　　)

A. 外胚层　　B. 内胚层

C. 中胚层　　D. 胚外中胚层

E. 侧中胚层

8. 泄殖腔的上皮来自(　　)

A. 内胚层和外胚层

B. 内胚层和中胚层

C. 中胚层和外胚层

D. 内胚层、中胚层和外胚层

E. 内胚层

9. 后神经孔未闭合可形成(　　)

A. 无脑畸形　　B. 独眼畸形

C. 无眼　　D. 无耳

E. 脊髓裂和脊柱裂

10. 属于胎膜的结构是(　　)
A. 绒毛膜、羊膜、卵黄囊、尿囊和脐带
B. 绒毛膜、羊膜、卵黄囊、尿囊和胎盘
C. 绒毛膜、羊膜、卵黄囊、体蒂和脐带
D. 绒毛膜、羊膜、包蜕膜、尿囊和脐带
E. 绒毛膜、壁蜕膜、卵黄囊、尿囊和脐带

11. 造血干细胞来源于(　　)
A. 羊膜的胚外中胚层
B. 卵黄囊壁上的胚外中胚层
C. 卵黄囊壁上的胚外内胚层
D. 尿囊壁上的胚外中胚层
E. 尿囊壁上的胚外内胚层

12. 在人胚脐带形成时,未被羊膜包卷的结构是(　　)
A. 脐血管　　B. 卵黄囊
C. 尿囊　　D. 体蒂
E. 绒毛膜

13. 非受精卵发育而来的组织结构是(　　)
A. 胚盘　　B. 脐带
C. 羊膜　　D. 蜕膜
E. 绒毛膜

14. 胎儿诞生时,剪断脐带后从连接胎盘一端的切口流出的血液是(　　)
A. 胎儿的动脉血和静脉血
B. 母体的动脉血和胎儿的静脉血
C. 胎儿的动脉血和母体的静脉血
D. 胎儿和母体的动脉血和静脉血
E. 母体的动脉血和静脉血

15. 临床上作早期妊娠诊断时,通常是检测孕妇尿中的(　　)
A. 雌激素
B. 孕激素
C. 人绒毛膜促性腺激素
D. 人绒毛膜促乳腺生长激素
E. 黄体生成素

X 型题

1. 在受精过程中(　　)
A. 精子必须发生顶体反应,释放顶体酶
B. 顶体酶可使精子穿过放射冠、透明带、卵细胞膜
C. 卵细胞恢复并很快完成了第一次成熟分裂
D. 精子和卵细胞的细胞核分别形成雄原核和雌原核
E. 透明带反应防止了多精入卵和多精受精的发生

2. 关于三胚层胚盘的发生,正确的是(　　)
A. 第 3 周初,二胚层胚盘头端中线处形成原条
B. 上胚层细胞增殖并通过原条在上、下胚层之间向周边迁移
C. 部分上胚层细胞迁入下胚层,与下胚层细胞一起形成内胚层
D. 部分上胚层细胞迁至上、下两胚层之间形成中胚层
E. 内胚层和中胚层形成后,原上胚层改称外胚层

3. 关于胎盘的形成与功能,正确的是(　　)
A. 由丛密绒毛膜和底蜕膜紧密结合而形成
B. 丛密绒毛膜为胎盘的胎儿部
C. 底蜕膜为胎盘的母体部
D. 胎盘内胎儿与母体血液混合,直接进行物质交换
E. 胎盘还具有重要的内分泌和屏障功能

4. 侧中胚层可分化为(　　)
A. 背侧、腹侧和外侧体壁中的肌肉
B. 腹膜、胸膜、心包膜的壁层
C. 腹膜、胸膜、心包膜的脏层
D. 消化管壁的肌组织和结缔组织
E. 消化管壁的神经丛

5. 胎膜是来自胚泡的一些附属结构,主要包括(　　)
A. 绒毛膜　　B. 羊膜
C. 卵黄囊和尿囊　　D. 脐带
E. 胎盘

(二) 填空题

1. 人胚胎在子宫中发育经历的时间是________,可分为二个时期即________和________。

2. 精子进入卵子后,卵子胞质内的________释放________,使________结构发生变化,称此过程为________,从而可阻止其他精子穿入。

3. 胚泡植入时,子宫内膜处于________。此时的子宫内膜称________,其基质细胞变肥大,富含________和________,此种细胞称为________。

4. 植入又称________,约在受精后________起始,________完成,通常是植入在________和________处。

5. 在胚盘脊索的头侧和原条的尾侧,各有一个薄膜状的小区,分别称________和________,它们都是由________和________直接相贴而成。

6. 胚胎植入后,子宫蜕膜分为三部分,即________,________和________,蜕膜反应最明显的是________。

7. 胎膜共 5 种,它们是________,________,________,________,________。

8. 妊娠至分娩时,羊水量在________以上为羊水过

多，羊水量在________以下为羊水过少，羊水含量不正常，胎儿易出现________。

9. 胎盘分泌的激素主要有________，________，________，________。

10. 胎儿体内的静脉血经________及其分支流入________内的毛细血管，与________内的母体血进行物质交换后成为动脉血，再经________回到胎儿体内。

(三) 名词解释

1. 顶体反应 **2.** 透明带反应 **3.** 胚泡 **4.** 植入 **5.** 原条

(四) 问答题

1. 何谓受精？简述受精的过程和意义。

2. 试述二胚层胚盘及相关结构的发生。

3. 简述胚内中胚层的早期分化。

参考答案

(一) 选择题

A 型题

1. A **2.** A **3.** A **4.** E **5.** C **6.** E **7.** D **8.** E **9.** E **10.** A **11.** B **12.** E **13.** D **14.** A **15.** C

X 型题

1. ADE **2.** BDE **3.** ABCE **4.** BCD **5.** ABCD

(二) 填空题

1. 38 周；胚期；胎期

2. 皮质颗粒；溶酶体酶样物；透明带；透明带反应

3. 分泌期；蜕膜；糖原；脂滴；蜕膜细胞

4. 着床；第 5～6 天；第 11～12 天；子宫体部；子宫底部

5. 口咽膜；泄殖腔膜；内胚层；外胚层

6. 基蜕膜；包蜕膜；壁蜕膜；基蜕膜

7. 绒毛膜；羊膜；卵黄囊；尿囊；脐带

8. 2000ml；500ml；先天畸形

9. 绒毛膜促性腺激素；绒毛膜促乳腺生长激素；孕激素；雌激素

10. 脐动脉；绒毛；绒毛间隙；脐静脉

(三) 名词解释(略)

(四) 问答题(略)

(沈新生 常 青)

实习二十一　颜面、颈、四肢的发生

人胚第 4 周时，胚盘已向腹侧卷折成为柱状胚体。前神经孔逐渐闭合，神经管头端迅速膨大形成脑泡（脑的原基）。脑泡腹侧的间充质局部增生，使胚体头部外观呈较大的圆形突起，称额鼻突。

一、目的要求

（1）掌握颜面发生及口、鼻的分隔。

（2）了解四肢的发生。

二、实习内容

1. 鳃弓的发生　4～6 周人胚模型、头部两侧有 6 对鳃弓、前 4 对明显，第 5 对消失，第 6 对小而不明显，鳃弓凹陷为鳃沟，共 5 对，第一对鳃弓参与颜面的形成。

2. 颜面的形成　用第 4～8 周人胚颜面形成模型，并参考教材插图进行观察。从胚头的头端向尾侧依次见有额鼻隆起、鼻窝、内侧鼻隆起与外侧鼻隆起、左右上颌隆起和下颌隆起、原始口腔等形态特征。第 8 周可见相应的隆起已合并形成上颌、下颌、鼻尖、鼻梁、颊部等，此时面部已初具人形。

3. 腭的发生　用第 3 周人胚头部模型，并参考教材插图进行观察。原始口腔顶部可见一个正中腭突和一对外侧腭突，腭突愈合形成腭。

4. 颈部的形成　第 2 对鳃弓向下延伸，越过第 3、4、6 对鳃弓，覆盖在其表面，并与之愈合形成颈部。

5. 四肢的发生　用第 4～8 周人胚模型，并参考教材插图进行观察。4 周末，两外侧壁上有一对上肢芽和一对下肢芽。6 周时肢芽形成两个收缩环将其分成上臂、前臂、手或大腿、小腿和足三段。手或足呈浆板状。8 周时手指和足趾形成。

练　习　题

（一）选择题

A 型题

1. 腭的大部来自（　　）

A. 外侧腭突　　B. 外侧鼻突

C. 正中腭突　　D. 额鼻突

E. 下颌突

2. 下列哪项结构的形成与鳃弓无关（　　）

A. 上颌　　B. 下颌

C. 前额　　D. 颈

E. 腭

3. 外侧腭突来自（　　）

A. 上颌突　　B. 下颌突

C. 额鼻突　　D. 外侧鼻突

E. 内侧鼻突

4. 颈窦位于（　　）

A. 第 1、2 对鳃弓之间

B. 第 2、3 对鳃弓之间

C. 第 1 对鳃弓与下方各鳃弓之间

D. 第 2 对鳃弓与下方各鳃弓之间

E. 第 3 对鳃弓与下方各鳃弓之间

X 型题

1. 腭发生的特点是（　　）

A. 起源于 1 个正中腭突和 2 个外侧腭突

B. 3 个突起生长愈合形成腭

C. 正中腭突形成腭的大部分
D. 继发腭前部骨化形成硬腭
E. 继发腭后部形成软腭

2. 鳃膜的构成包括(　　)
A. 口咽膜　　B. 鳃沟外胚层
C. 咽囊内胚层　　D. 少量间充质
E. 第5对鳃弓

3. 鳃器包括(　　)
A. 咽囊　　B. 鳃膜
C. 鳃沟　　D. 鳃弓
E. 原始咽

4. 上颌突参与形成(　　)
A. 前额　　B. 上颌
C. 上唇外侧部　　D. 上唇内侧部
E. 鼻翼

(二) 填空题

1. 颜面发生的早期，原始口腔(口凹)是由一个________，一对________和一对________围成，其底是________。

2. 前腭裂是由于________和________未愈合，正中腭裂是由于________和________未愈合所致。

(三) 名词解释

1. 口凹　**2.** 额鼻突　**3.** 鳃弓　**4.** 正中腭突

(四) 问答题

1. 试述颜面形成的主要演变过程。

2. 试述颈发生的主要过程。

参考答案

(一) 选择题

A 型题

1. D　**2.** E　**3.** D　**4.** E

X 型题

1. ABDE　**2.** BCE　**3.** ABCE　**4.** BC

(二) 填空题

1. 额鼻隆起；上颌隆起；下颌隆起；口咽膜

2. 正中腭突 ；外侧腭突；左内侧腭突；右内侧腭突

(三) 名词解释(略)

(四) 问答题(略)

(沈新生　马文智)

实习二十二　消化系统和呼吸系统的发生

人胚第 3 ~ 4 周时，随着圆柱状胚体的形成，卵黄囊顶部的内胚层被包卷入胚体内，形成原始消化管，其头段称前肠，尾段称后肠，与卵黄囊相连的中段称中肠。前肠主要分化为咽、食管、胃、十二指肠的上段、肝、胆、胰以及喉以下的呼吸系统；中肠将分化为从十二指肠中段至横结肠右 2/3 部的肠管；后肠主要分化为从横结肠左 1/3 部至肛管上段的肠管。这些器官中的黏膜上皮、腺上皮和肺泡上皮均来自内胚层，结缔组织、肌组织、血管内皮和外表面的间皮均来自中胚层。

一、目 的 要 求

(1) 掌握原始消化管的起源及演变。

(2) 掌握胃、肠的演变。

(3) 了解咽囊、肝、胰的发生及呼吸系统的发生。

二、原始消化管的发生

用第 4 周人胚矢状面模型，并参考教材插图进行观察。卵黄囊顶部的原始消化管(黄色)，可分为前肠、中肠、后肠三部分。其头尾两端分别由口咽膜和泄殖腔膜封闭。消化系统的发生如下。

1. 咽和咽囊的演变　观察第 4 ~ 6 周人胚模型，并参考教材插图进行观察。4 周时，前肠头端的扁平漏斗状膨大部分为咽，其两侧在鳃弓之间向外膨出为五对咽囊。6 周时，见咽囊分化为一些重要器官，例如，第一对咽囊分化为咽鼓管和鼓室上皮；第二对仅分化为腭扁桃体上皮；第三对腹侧份形成胸腺始基；第三、四对背侧份形成甲状旁腺始基；第五对很小，分化为甲状腺滤泡旁细胞。咽腹面正中部内胚层下陷为甲状舌管而分化为甲状腺。在咽的头端，间充质向口腔底隆起突出而形成舌。

2. 食管和胃的发生　用第 4 ~ 8 周人胚模型，并参考教材插图进行观察。4 周时食管为短管状，6 周时已成细长管道。4 周时胃呈梭形膨大，6 周大弯在背侧，8 周时胃大弯已转向左侧。

3. 肠的发生

(1) 中肠的演变：用第 5 ~ 10 周人胚模型，并参考教材插图进行观察。肠的大部分来自中肠。5 周时，肠已成“U”字形的中肠袢。肠袢突入脐腔内，肠袢的顶与卵黄囊相连。卵黄囊头侧的肠管为肠袢头支，尾侧的肠管即肠袢尾支。6 周时，突入脐腔内的肠袢以肠系膜上动脉为轴，逆时针方向旋转已近 90 度。肠袢头支位于右侧，肠袢尾支位于左侧。尾支在距卵黄蒂不远处有一突起即盲肠始基，是大小肠的分界。至 10 周时，肠袢已退回腹腔，同时又逆时针方向旋转 180 度，肠袢头支转向肠系膜上动脉的左侧，尾支在肠系膜上动脉的右侧，基本确立了肠管的正常解剖位置。

(2) 后肠的演变：用第 4 ~ 7 周人胚模型，并参考教材插图进行观察。4 周时，原始肠管末端膨大部分即泄殖腔，泄殖腔腹侧与尿囊相通，尾端为泄殖腔膜。在 6 周时，后肠与尿囊之间的间充质形成尿直肠隔，将泄殖腔分为腹侧的尿生殖窦和背侧的原始直肠两部分。泄殖腔膜也随之被分为腹侧的尿生殖窦膜和背侧的肛膜。肛膜外方的一浅凹为原肛。

4. 肝与胆的发生　用第4～6周人胚模型,并参考插图进行观察。前肠末端腹侧的肝憩室头支长入原始横膈,发生成肝及肝管;尾支伸长,分化为胆囊及胆囊管。在6周时,肝已从横膈突入腹腔,并分成左右两叶。

5. 胰腺的发生　观察第4周人胚模型,并参考教材插图进行观察。在肝憩室的尾侧和十二指肠腹侧可见腹胰,背侧稍高处可见背胰。腹胰随十二指肠转向右侧,背胰转向左侧。以后腹胰移向背侧,与背胰合并为胰腺。

三、呼吸系统的发生

用第4～6周人胚模型,并参考教材插图进行观察。4周时,原始咽的底部正中有一个突起为喉气管憩室(黄色)。在6周时,喉气管憩室末端分为左、右肺芽。喉气管憩室上端开口于咽部分发育为喉,其余部分发育为气管、肺。取下气管及肺芽的腹侧半,可见气管由内胚层来的上皮(黄色)和外周的间充质(粉红色)组成。在8周时见左肺芽分为两支,右肺芽分为三支。

练　习　题

(一)选择题

A型题

1. 口腔的复层扁平上皮来自(　　)
A. 外胚层　B. 内胚层
C. 中胚层　D. 外胚层和内胚层
E. 内胚层和中胚层

2. 甲状腺的原基是(　　)
A. 第1对咽囊　B. 奇结节
C. 鳃下隆起　D. 甲状舌管
E. 盲孔

3. 盲肠突位于(　　)
A. 中肠袢头支与尾支交界处
B. 中肠袢与卵黄囊相连处
C. 中肠袢与尿囊相连处
D. 空肠与回肠分界处
E. 大肠与小肠分界处

4. 有一位母亲诉说她的刚出生7天的婴儿一直未大便。最可能的诊断是(　　)
A. 食管闭锁　B. 十二指肠狭窄
C. 不通肛　D. 环状胰
E. 喂养不当

5. 关于胰腺的发生哪一点是正确的(　　)
A. 外分泌部来自外胚层
B. 内分泌部来自内胚层
C. 胰导管来自中胚层
D. 胰头仅由背胰发育而来
E. 胰体和胰尾由腹胰发育而来

6. 尿直肠隔的间充质起源于(　　)
A. 尿囊和后肠之间
B. 尿囊与直肠之间
C. 尿囊与卵黄囊之间
D. 尿囊与泄殖腔之间
E. 尿生殖窦与后肠之间

7. 肛管的黏膜上皮来自(　　)
A. 外胚层　B. 内胚层
C. 中胚层　D. 内胚层和外胚层
E. 中胚层和外胚层

8. 喉以下的呼吸系统的原基来源于(　　)
A. 前肠背侧壁　B. 前肠腹侧壁
C. 口凹背侧壁　D. 口凹腹侧壁
E. 鼻窝腹侧壁

X型题

1. 原始消化管管壁的构成是(　　)
A. 内胚层　B. 外胚层
C. 脏壁中胚层　D. 体壁中胚层
E. 胚外中胚层

2. 关于食管的分化和发育哪些是正确的(　　)
A. 食管上皮来自前肠内胚层
B. 管壁的结缔组织来自脏壁中胚层
C. 食管腺由内胚层分化而来

D. 肌层来源于体节的生肌节
E. 外膜由外胚层形成

3. 前肠尾端的内胚层向外生长形成(　　)
A. 卵黄蒂　　B. 肝憩室
C. 喉气管憩室　　D. 背胰芽
E. 腹胰芽

4. 回肠憩室(　　)
A. 是卵黄蒂退化不全,基部残留所致
B. 是尿囊退化不全,基部残留所致
C. 位于空肠
D. 位于回肠
E. 距离回盲瓣约 40 ~ 50cm

5. 来源于喉气管憩室的组织有(　　)
A. 咽上皮
B. 喉上皮
C. 气管上皮
D. 气管腺的腺上皮
E. 肺泡上皮

(二) 填空题

1. 原始消化管分________,________,________三段,前端与________相接处有________封闭, 后端与________相连处以________封闭。

2. 消化管从________到________是由中肠分化而来,从________至________是由后肠分化而来。

3. 在胚胎发育中,中肠袢于________(周)突和脐腔,于________(周)退回腹腔,在此过程中中肠襻以________为中轴,按________方向旋转。

4. 泄殖腔被__________分隔为两部分,腹侧份称________,主要分化为________和________,背侧份称________,分化为________和________。

5. 肝憩室的尾支分化为________和________,肝憩室的根部分化为________。

6. 胰腺两个原基是________和________,它们发生的部位是________。

7. 呼吸道发生中最早的始基称________,继而形成一个盲囊称为________,位于________的腹侧,两者之间的间充质隔称为________。

(三) 名词解释

1. 生理性脐疝　**2.** 肛凹　**3.** 肝憩室　**4.** 先天性脐疝　**5.** Meckel's 憩室　**6.** 脐瘘　**7.** 喉气管憩室　**8.** 透明膜病

(四) 问答题

1. 原始消化管分为哪几段? 各段都分化为消化、呼吸系统的哪些器官?
2. 咽囊将演变为哪些器官?
3. 简述中肠袢的演变过程。
4. 试述泄殖腔的分隔和发育及其常见畸形。
5. 与卵黄蒂相关的先天性畸形有哪些? 各是如何形成的?

参 考 答 案

(一) 选择题

A 型题

1. D　**2.** D　**3.** E　**4.** C　**5.** B　**6.** A　**7.** D　**8.** B

X 型题

1. AC　**2.** ABC　**3.** BDE　**4.** ADE　**5.** BCDE

(二) 填空题

1. 前肠;中肠;后肠;口凹;口咽膜;肛凹;泄殖腔膜
2. 十二指肠中段;横结肠右 2/3 部;横结肠的左 1/3;肛管上段
3. 第 6 周;第 10 周;肠系膜上动脉;逆时针
4. 尿直肠隔;尿生殖窦;膀胱;尿道;原始直肠;直肠;肛管上段
5. 胆囊;胆囊管;胆总管
6. 背胰芽;腹胰芽;前肠末端
7. 喉气管沟;喉气管憩室;食管;气管食管隔

(三) 名词解释(略)

(四) 问答题(略)

(沈新生　崔　岫)

实习二十三　泌尿系统和生殖系统的发生

泌尿系统和生殖系统的主要器官均发生于间介中胚层。胚胎第4周初的间介中胚层头段呈节段性生长，称生肾节，尾段呈索状增生，称生肾索。第4周末，生肾索继续增生，与体节分离而向胚内体腔凸出，于是成为在中轴两侧对称的纵行索条，改称尿生殖嵴。而后，尿生殖嵴上出现一纵沟，将其分为外侧粗而长的中肾嵴和内侧细而短的生殖腺嵴。

一、目的要求

（1）掌握后肾的发生及泄殖腔的分隔。

（2）掌握生殖腺、生殖管道的发生及演变。

二、泌尿系统的发生

1. 肾和输尿管的发生　用第4、6、8周人胚模型，并参考教材插图进行观察。4周时，背肠系膜的外侧有一对纵行隆起即尿生殖嵴。不久，尿生殖嵴纵分为二：内侧份为生殖腺原基；外侧份为中肾嵴。

（1）前肾：4周时，在7～14体节平面，中肾嵴可见数条横行细胞索为前肾小管（绿色），其外侧端连接到一条纵管——前肾管（黄色）。

（2）中肾：在4～6周，前肾小管的尾侧有许多横行的中肾小管（绿色），其管外侧端与前肾管相通，此时前肾管改称为中肾管。中肾小管内侧端形成肾小囊，与毛细血管构成肾小体。中肾管尾端开口于泄殖腔的侧壁（黄色）。

（3）后肾：在5周时，中肾管尾侧发出一条盲管为输尿管芽，与其周围的生后肾组织（褐色）共同形成后肾。前者形成输尿管、肾盂、肾盏及集合小管，后者分化为肾单位。

2. 膀胱和尿道的发生　用第6、8、12、14周人胚模型，在6周时，泄殖腔被尿直肠隔分为背侧的原始直肠和腹侧的尿生殖窦。在4～7周时，尿生殖窦上段分化成膀胱（黄色），其顶端与尿囊相连。输尿管以下的中肾管吸收入膀胱后，两者分别开口于膀胱，形成三角区（蓝色）；尿生殖窦中段较细（橘黄色），在男性分化为尿道前列腺部及膜部，在女性则分化成尿道。在12～14周，其下段在男性分化为尿道海绵体部的大部分；而在女性则发育为阴道前庭。

三、生殖系统的发生

1. 生殖腺的发生　用第6、8、14、16周人胚模型，并参考教材插图进行观察。

（1）未分化性腺的发生：在6周时，生殖腺原基中有许多初级生殖腺索（初级性索）+原始生殖细胞。

（2）睾丸的发生：在14周，男性生殖腺已分化为睾丸，其中有初级生殖腺索分化的曲精小管，直精小管和睾丸网；曲精小管由初级性索分化的支持细胞+原始生殖细胞分化的精原细胞构成。间充质分化产生睾丸间质细胞。睾丸下端有一条睾丸引带下行止于阴囊内面。

（3）卵巢的发生：在16周，女性生殖腺已分化为卵巢。初级性索退化，生殖腺原基表面上皮产生新的次级性索（皮质索），第16周时，皮质索断裂成许多细胞团——原始卵泡。皮质索细胞分化为卵泡细胞,原始生殖细胞分化为卵原细胞。

2. 生殖管道的发生 用第6、12、14周人胚模型,并参考教材插图进行观察。

(1) 未分化期:在5～6周时,早期胚胎形成两套生殖管道。由体腔上皮内陷卷褶成的中肾旁管(红色),头端开口于体腔,并在外侧与中肾管平行,中段弯向内侧,下段则左右并拢愈合,其末端伸至尿生殖窦的背侧壁与内胚层上皮紧贴,内胚层上皮则增厚形成窦结节。

(2) 女性生殖管道的分化:中肾管及中肾小管退化,中肾旁管上段和中段分化为输卵管,下段愈合形成子宫及阴道穹隆部。窦结节形成阴道板,阴道板演变为阴道。

(3) 男性生殖管道的发生:在男性,中肾小管大部分已退化,仅少数形成输出小管。中肾管的头段形成附睾管;尾段形成输精管(绿色)。残留的中肾旁管形成睾丸附件。

3. 外生殖器官的分化 了解两性外生殖器官的分化。

外生殖器官发生模型:本模型为性别未分化及性别分化时期的外生殖器部先在性未分化期模型上识别以下各结构:

(1) 生殖结节:(一个)位于脐与尾芽之间的圆锥形隆起。

(2) 尿道沟:(一个)位于生殖结节基部之纵行凹陷。

(3) 尿生殖褶:(一对)尿道沟两侧的纵行隆起。

(4) 阴囊阴唇隆起:(一对)位于尿生殖褶两外侧之纵行隆起。

注意在性别分化期中,上述结构各分化成男性和女性外生殖器的何种结构?

生殖腺及生殖管道分化的决定因素有哪些?

原始性腺:
- 有Y染色体(H-Y抗原)→睾丸 —支持细胞分泌抗中肾旁管激素、雄激素→ 男性生殖管道及外生殖器
- 无Y染色体(无H-Y抗原)→卵巢 —无抗中肾旁管激素、无雄激素→ 女性生殖管道及外生殖器

练 习 题

(一) 选择题

A 型题

1. 前肾的原基是( )
A. 体节 B. 生肾节
C. 生肾索 D. 神经褶
E. 原条

2. 后肾起源于( )
A. 生肾索
B. 生后肾原基
C. 输尿管芽
D. 输尿管芽和生后肾原基
E. 生肾索和输尿管芽

3. 在后肾的发生过程中( )
A. 近曲小管与肾小囊相连通
B. 近端小管与细段相连通
C. 远端小管与集合小管相连通
D. 远端小管与细段相连通
E. 集合小管与肾盏相连通

4. 后肾有泌尿功能,它产生的尿液排入( )
A. 羊膜腔 B. 胚外体腔
C. 胚内体腔 D. 尿囊
E. 卵黄囊

5. 输尿管芽起源于( )
A. 前肾管 B. 前肾小管
C. 中肾小管 D. 中肾旁管
E. 中肾管

6. 关于生后肾原基的描述,错误的是( )
A. 来源于生肾索的尾端部分
B. 在输尿管芽的诱导下分化
C. 分化为肾单位
D. 形成肾小管和集合小管
E. 外周部分形成肾被膜

7. 多囊肾形成的原因可能是( )
A. 血管球发育异常
B. 肾小囊发育异常
C. 肾小盏发育异常

D. 输尿管发育异常
E. 集合小管发育异常或与肾小管未连通

8. 尿囊闭锁后形成(　　)
A. 脐中韧带　　B. 脐外侧韧带
C. 动脉韧带　　D. 静脉韧带
E. 肝圆韧带

9. 人胚发育过程中,能根据外生殖器分辨性别是在(　　)
A. 第6周　　B. 第7周
C. 第12周　　D. 第4个月
E. 第5个月

10. 卵巢的卵泡细胞来自于(　　)
A. 生殖腺嵴深部的间充质
B. 初级性索
C. 次级性索
D. 原始生殖细胞
E. 卵黄囊内胚层细胞

X 型题

1. 关于后肾的发生,下列叙述哪些正确(　　)
A. 最早的原基是间介中胚层
B. 肾单位来自生后肾原基
C. 集合小管来自输尿管芽
D. 开始时位于腰部
E. 在中肾退化后才开始形成

2. 尿生殖窦演变为(　　)
A. 膀胱　　B. 男、女性尿道
C. 阴道前庭　　D. 前列腺
E. 输尿管

3. 男性的生殖腺嵴发育为(　　)
A. 白膜　　B. 睾丸间质
C. 精原细胞　　D. 支持细胞
E. 间质细胞

4. 胎儿睾丸中含有(　　)
A. 支持细胞　　B. 精原细胞
C. 初级精母细胞　　D. 次级精母细胞
E. 间质细胞

5. 女性胚胎的中肾旁管发育为(　　)
A. 输卵管　　B. 子宫
C. 阴道穹隆部　　D. 阴道前庭
E. 处女膜

(二) 填空题

1. 胚胎第4周末,________的体积不断增大,在胚体后壁形成左右一对纵行隆起称为________,它继而分为内外两部分,内侧份为________,外侧份为________。

2. 后肾是由________和________两部分发育分化而成的。

3. 多囊肾是由于后肾发生中________与________未接通,使________内积聚________。

4. 睾丸下降过程在通过________时,形成的________包在睾丸周围随同进入阴囊,称其为________。

5. 胚胎性别未分化期有两套生殖管道即________和________,其中下端开口于泄殖腔的是________,下段在中线合并的是________,上端开口于腹腔的是________。

(三) 名词解释

1. 尿生殖嵴　**2.** 脐尿管瘘　**3.** 隐睾　**4.** 中肾旁管
5. 窦结节

(四) 问答题

1. 试述未分化性腺向睾丸和卵巢分化的过程。
2. 试述后肾的发生过程。
3. 试述尿生殖窦的形成及演变。
4. 试述中肾管和中肾旁管的发生和演变。

参考答案

(一) 选择题

A 型题

1. B　**2.** D　**3.** C　**4.** A　**5.** E　**6.** D　**7.** E　**8.** A
9. C　**10.** C

X 型题

1. ABC　**2.** ABC　**3.** ADE　**4.** ABE　**5.** ABC

(二) 填空题

1. 生肾索;尿生殖嵴;生殖腺嵴;中肾嵴
2. 输尿管芽;生后肾原基
3. 集合小管;远端小管;肾小管;尿液
4. 腹股沟管;腹膜鞘突;鞘膜腔
5. 中肾管;中肾旁管;中肾管;中肾旁管;中肾旁管

(三) 名词解释(略)

(四) 问答题(略)

(沈新生　崔　岫)

实习二十四　心血管系统的发生

心血管系统是在胚胎第3周，即胚胎已不能仅靠物质弥散方式来获取营养时发生的，约在第3周末开始血液循环，这样心血管系统成为胚胎发生中功能活动最早的系统，使胚胎能有效地获得养料和排除废物。心血管系统由中胚层分化而来，首先形成的是原始心血管系统，在此基础上经过生长、合并、新生和萎缩等改建过程而逐渐完善。

一、胚胎早期的血循环

（一）目的要求

了解胚胎早期血循环的建立。

（二）模型

原始血管模型1和模型2为原始血管发生的两个时期，从模型上顺序分辨10对原始血管：①一对心管；②一对腹主动脉；③弓动脉先后发生6对；④一对背主动脉；⑤多对卵黄动脉；⑥一对脐动脉；⑦一对脐静脉；⑧一对卵黄静脉；⑨一对前主静脉；⑩一对后主静脉。注意联系血液流动方向及血管连接关系。

二、心脏的发生

（一）目的要求

（1）了解心脏发生的外形变化。

（2）掌握心脏发生的内部分隔。

（二）模型

1. 心管的发生　用第19、22天人胚矢状剖面和第4周立体模型，并参考教材插图进行观察。19天口咽膜头侧的生心区（中胚层）内出现围心腔，围心腔腹侧的中胚层形成生心索，22天时，随着头褶的形成，生心区由头侧转到前肠腹侧。此时生心索位于围心腔背侧，生心索已形成一对心管——愈合为一条心管。

2. 心脏外形的演变　用第24、25天和第4、5周人胚心脏发生模型，并参考教材插图进行观察。约第24天，心管已发生“S”形弯曲，头段为心球（淡红色），其头端连一对弓动脉；心管尾端为静脉窦（蓝色），与静脉相连，两者之间为心室和心房。在25天，心球头端伸长为动脉干，其起端膨大为主动脉囊。心室和心房发育生长，第5周已初具心脏外形。

3. 心脏内部的分隔　用第4、5、7、8周的心脏模型，并参考教材插图进行观察。

（1）房室管的分隔：第4周，房室管腹侧壁和背侧壁的中央各有一个隆起的心内膜垫（黄色），两个心内膜垫愈合将单一房室管分成为左、右房室管。第8周，房室管处形成房室瓣。

（2）心房的分隔：第4周，心房头端背侧壁的正中线处发生一镰状薄膜（淡蓝色）称第一隔，并向心内膜垫延伸，二者之间的孔为第一孔。随后在第一隔中央产生第二孔，而第一孔随之关闭。第 5 周末，在第一隔右侧的心房头端腹侧又发生一个半月状较厚的隔（黄色）为第二隔，在其尾侧有一个卵圆孔。其孔被蓝色的第一隔遮盖，成为卵圆孔瓣。

(3) 心室的分隔：第 4 周末，心室底壁突向心室腔形成肌性室间隔，其上缘与心内膜垫之间的孔为室间孔。在第 8 周时，由心内膜垫的结缔组织（红色）和左、右球嵴的尾端（淡蓝色和绿色）形成的膜性室间隔将室间孔封闭。

(4) 心球与动脉干的分隔和演变：心球和动脉干内发生的两个嵴——左、右球嵴（一个为蓝色，另一个为绿色）。两个嵴生长，并相互愈合成一个螺旋形的主动脉肺动脉隔，将心球与动脉干分隔成两条管道，即升主动脉和肺动脉干。由于心球逐渐并入心室，故升主动脉与左心室相通，肺动脉干与右心室相通。

4. 静脉窦及其相连静脉的演变　用第 7、8 周静脉窦演变模型，并参考教材插图进行观察。静脉窦左角萎缩退化，其近端形成冠状窦。右侧的静脉形成上、下腔静脉，直接通入右心房。第 8 周，左心房的背侧可见肺静脉（淡红色）的 4 个分支，此时肺静脉的根部已并入左心房。

5. 胎儿血液循环　用胎儿血循环路径模型，并参考教材后面彩色插图进行观察。注意血循环与成人有何不同？

三、动脉的发生

（一）目的要求

了解弓动脉的演变及背主动脉的主要分支。

（二）模型

1. 弓动脉演变模型

(1) 模型 1：先分清模型的头尾、背腹关系，即背主动脉侧为背面，腹主动脉侧为腹面，自腹面观察，顺序分辨腹主动脉，六对弓动脉及背主动脉。

(2) 模型 2：说明弓动脉之演变：一、二、五对退化（用灰色较细部分表示）。三、四、六对保留。第三对弓动脉发出分支为颈外动脉，主干的远侧段及与其相延续的背主动脉共同形成颈内动脉，近侧段形成颈总动脉。第四对弓动脉右侧形成右锁骨下动脉，左侧形成主动脉弓。第六对弓动脉的左右内侧段形成肺动脉。其外侧段：左侧形成动脉导管，连接肺动脉与主动脉弓；右侧退化。

2. 背主动脉的分支模型

(1) 背侧组——（节右）按体节分支，分布于两个体节之间，称节间动脉。颈节间动脉第六节以上的背侧支，经过纵行吻合，形成椎动脉。胸节间动脉形成肋间动脉。腰节间动脉形成腰动脉。

(2) 外侧组：分布于内脏；肾、肾上腺、生殖腺（模型上未做出）。

(3) 腹侧组

1) 卵黄动脉：由多对合并成 3 支，自头向尾顺序为腹腔动脉，肠系膜上动脉和肠系膜下动脉。

2) 脐动脉与第五腰动脉吻合，成为髂内动脉。

四、静脉的发生

（一）目的

（1）了解卵黄静脉及脐静脉的演变。

（2）了解主静脉的演变。

（二）模型

1. 卵黄静脉及脐静脉的演变模型 模型为卵黄静脉、脐静脉发生的三个时期。模型上血管的颜色表示不同的静脉血管。

（1）模型1:4.5mm(4周)胚，表示卵黄静脉、脐静脉在回心入静脉窦的行程中，与肝发生的位置关系，并表示其与前、后主静脉及下主静脉的位置关系。

后主静脉与前主静脉汇合，形成左右总主静脉，通入静脉窦的左、右角。左、右下主静脉头端通入后主静脉并与后主静脉形成许多吻合支。

（2）模型2:6mm(5 1/2周)胚，两下主静脉之间也形成吻合支，右下主静脉头端与右卵黄静脉吻合。

卵黄静脉、脐静脉发生时与肝相遇发生了变化。

卵黄静脉被肝包围，在肝内分支与肝窦相连，因而被分成两段：

肝前段(近段)：左侧支消失；右侧形成肝静脉和下腔静脉的肝段。

肝后段(远段)：两卵黄静脉间发生三个交通支，形成两个静脉环。

上环——左侧消失
下环——右侧消失 } 形成“S”形的门静脉。

脐静脉也分支入肝，结果两侧脐静脉近心段退化消失。以后右脐静脉也迅速退化。左脐静脉远心段在肝内扩大，形成静脉导管，从左脐静脉连到肝静脉。

2. 主静脉的演变模型 先复习卵黄静脉及脐静脉的演变模型1、2，注意前主、后主静脉(蓝色)、下主静脉(红色)、下主动脉(黄色)的连接关系。

（1）前主静脉的演变和上腔静脉的形成：模型1、2、3：先观察前主静脉的演变。在左、右前主静脉之间发生了一个由左上向右下的斜行交通支。左前主静脉在斜交通支以下的一段发生了变化：中段消失，上段形成最上肋间静脉，下段和左总主静脉共同形成左房斜静脉。斜交通支形成左无名静脉。右前主静脉在斜交通支以上的部分形成右无名静脉，斜交通支以下的部分和右总主静脉共同形成上腔静脉。

（2）后、下、上主静脉的演变和下腔静脉的形成

1）模型1、2：第6周和第7周(白色部分表示退化的血管)，上主静脉头尾两端都与后主静脉吻合。左、右下主静脉本身互相也有交通支形成。模型2中的下主静脉和上主静脉间有交通支形成。

2）模型3：第8周，表示下腔静脉由四段形成：肝段由卵黄静脉形成；肾上段由下主静脉在交通支以上的右侧支形成；肾段由右上主静脉和右下主静脉之间的交通支形成；肾下段由肾段以下的右上主静脉形成。肾下段下面连髂静脉。肾段以上的上主静脉形成奇静脉、半奇静脉和副半奇静脉。

练 习 题

(一) 选择题

A 型题

1. 原始血细胞来自(　　)

A. 卵黄囊的内胚层

B. 卵黄囊的胚外中胚层

C. 绒毛膜的胚外中胚层

D. 羊膜的胚外中胚层

E. 羊膜的外胚层

2. 人早期胚胎血液循环开始于(　　)

A. 第 3 周末　B. 第 4 周末

C. 第 5 周末　D. 第 8 周末

E. 第 3 月末

3. 心房分隔时,原发孔(　　)

A. 由原发隔上端吸收而成

B. 与继发孔交错重叠

C. 由继发隔形成的瓣膜覆盖

D. 持续存在,至出生后才封闭

E. 由原发隔游离缘与心内膜垫组织融合而封闭

4. 室间孔位于(　　)

A. 室间隔肌部与室间隔膜部之间

B. 室间隔膜部与心内膜垫之间

C. 室间隔肌部与心内膜垫之间

D. 室间隔膜部与动脉球嵴之间

E. 室间隔肌部与动脉球嵴之间

5. 动脉球嵴分隔(　　)

A. 左、右肺动脉

B. 肺动脉和主动脉

C. 心房和静脉窦

D. 心室和主动脉

E. 心房和心室

6. 关于主肺动脉隔的发育哪项是错误的(　　)

A. 来自动脉干和心球的心内膜下组织

B. 起初为一对纵行的嵴

C. 以后左、右嵴在中线愈合,形成主肺动脉隔

D. 主肺动脉隔垂直下行

E. 将动脉干和心球分隔成肺动脉干和升主动脉

7. 动脉导管的功能性关闭和解剖关闭分别是在(　　)

A. 出生后 3 月和 1 年左右

B. 出生后 1 年和 2 年左右

C. 出生后即刻和 3 月左右

D. 出生前和出生后 6 月左右

E. 出生前 1 月和出生后 1 年左右

8. 脐带内有(　　)

A. 两条含缺氧血的脐动脉和一条含混合血的脐静脉

B. 两条含缺氧血的脐动脉和一条含富氧血的脐静脉

C. 一条含缺氧血的脐动脉和两条含富氧血的脐静脉

D. 两条含缺氧血的脐动脉和一条含缺氧血的脐静脉

E. 一条含富氧血的脐动脉和两条含缺氧血的脐静脉

9. 房间隔上的卵圆孔(　　)

A. 在继发隔上,位于继发孔的上端,左侧被原发隔覆盖

B. 在原发隔上,位于继发孔的下端,右侧被继发隔覆盖

C. 在继发隔上,位于继发孔的上端,右侧被原发隔覆盖

D. 在继发隔上,位于继发孔的上端,左侧被原发隔覆盖

E. 在继发隔上,位于继发孔的下端,左侧被原发隔覆盖

10. 胎儿心脏内的压力(　　)

A. 右心房内的压力大于左心房

B. 左心房内的压力大于右心房

C. 左、右心房压力相近

D. 右心室压力最低

E. 以上均不对

X 型题

1. 参与心房分隔的结构有(　　)

A. 第 1 隔　B. 第 2 隔

C. 心球嵴　D. 动脉干嵴

E. 心内膜垫

2. 原始血液循环中,开口于静脉窦左、右角的是(　　)

A. 原始心房　B. 静脉导管

C. 脐静脉　D. 总主静脉

E. 卵黄静脉

3. 正常胎儿出生后血液循环的变化是(　　)

A. 脐静脉闭锁变成静脉韧带
B. 静脉导管闭锁变成肝圆韧带
C. 卵圆孔封闭，在房间隔右侧遗留卵圆窝
D. 动脉导管闭锁变成动脉韧带
E. 脐动脉闭锁变成脐外侧韧带

4. 法洛四联征包括（　　）
A. 肺动脉狭窄、右心室肥大
B. 肺静脉狭窄、右心房肥大
C. 主动脉骑跨、室间隔缺损
D. 主动脉狭窄、左心室肥大
E. 主动脉骑跨、房间隔缺损

（二）填空题

1. 卵黄囊壁的胚外中胚层出现的许多细胞团称为________，其周边的细胞分化为________，中央的细胞分化为________。

2. 人胚外血管发生的时间约在________，胚体内血管发生的时间约在________，于________时胚外和胚内的内皮管网经体蒂彼此沟通。

3. 早期胚胎的原始血管的动脉包括原始消化管背侧的一对________，以及由它发出的数对________分布于卵黄囊，一对________分布于绒毛膜，胚胎头端还有6对________。

4. 心球的远侧段细长，为________；中段较膨大，为________；近侧段演变为________。

5. 房室管被________分隔为________和________，局部间充质增生突向腔内，分别形成________和________。

6. 心管的内皮管道周围的________渐密集，形成一层较厚的组织称为________，它分化为心脏的________和________。

7. 胚胎早期有3对静脉通连静脉窦，它们左右对称从外向内依次为________，________和________。

8. 室间孔上部大部分被________生长愈合向下延伸所封闭，室间孔的其余部分是由________的组织生长所封闭。

9. 法洛四联征的心脏畸形是________，________，________和________。

（三）名词解释

1. 血岛　**2.** 心管　**3.** 心内膜垫　**4.** 卵圆孔　**5.** 法洛四联征

（四）问答题

1. 试述原始心房的分隔过程以及左、右心房的形成。

2. 试述原始心室的分隔过程及分隔异常引起的先天性畸形。

3. 试述胎儿血液循环特点及其出生后的变化。

参考答案

（一）选择题

A 型题

1. B　**2.** A　**3.** E　**4.** C　**5.** B　**6.** D　**7.** C　**8.** B　**9.** E　**10.** A

X 型题

1. ABE　**2.** CDE　**3.** CDE　**4.** AC

（二）填空题

1. 血岛；内皮细胞；造血干细胞
2. 第15天~16天；第18~20天；第3周末
3. 背主动脉；卵黄动脉；脐动脉；弓动脉
4. 动脉干；心动脉球；原始右心室
5. 背、腹心内膜垫；左房室孔；右房室孔；左房室瓣（二尖瓣）；右房室瓣（三尖瓣）
6. 间充质；外套层；心肌膜；心外膜
7. 总主静脉；脐静脉；卵黄静脉
8. 左、右球嵴；心内膜垫
9. 肺动脉狭窄；室间隔缺损；主动脉骑跨；右心室肥大

（三）名词解释（略）

（四）问答题（略）

（沈新生　朱万平）

实习二十五　神经系统的发生

神经系统起源于神经外胚层，由神经管和神嵴分化而成。本章主要叙述脑、脊髓、神经节和周围神经的发生，同时还叙述与神经系统发生密切相关的垂体和松果体的发生。

一、目 的 要 求

了解脑泡的演变及脑垂体、肾上腺的胚层发生来源。

二、模　　型

（一）中枢神经系统的发生

1. 神经管的分化　第 4 周，神经管的头端膨大发育为脑，其余部分保持管状，形成脊髓。

2. 脑和脊髓发生　第 4 周末，神经管头侧膨大形成三个脑泡，即前脑、中脑；菱脑，以后分化成脑的各个部分。脑以下神经管发育成脊髓，其管腔发育为中央管。

至第 5 周，脑泡分化为五个脑泡期，依次分出端脑、间脑、中脑、后脑、末脑，演变如下：

- 脑泡
  - 前脑泡→
    - 端脑→大脑半球
    - 间脑
  - 中脑泡→中脑
  - 菱脑泡→
    - 小脑
      - 脑桥
      - 后脑
    - 末脑→ 延髓

（二）周围神经系统的发生

1. 神经节的发生　神经管的背侧外方有一条淡蓝色的细胞索为神经嵴，从中脑延伸到脊髓末端，随后分节形成脑和脊神经节。胸段的一部分细胞迁移分化为交感神经节，其神经纤维彼此连接成交感链。

2. 周围神经的发生　神经节中的神经细胞发出两枝突起，一枝伸入脊髓后角为中央突；另一枝伸长到皮肤、肌肉等成为周围突，为感觉神经纤维。脑干及脊髓的运动神经元轴突形成躯体运动神经纤维。

（三）脑垂体的发生

口凹顶部外胚层向背面突起形成一个小囊——拉司克囊，分化为腺垂体。间脑底部的神经外胚层向腹侧延伸——神经垂体芽，形成神经垂体。

（四）肾上腺的发生

在腹腔背壁上，左右各有一呈紫色圆形的结构即肾上腺。神经嵴细胞迁入其中央，形成髓质的嗜铬细胞。

（崔　岫　沈新生）

实习二十六　眼与耳的发生

一、目的要求

了解眼、耳的胚层来源。

二、模　　型

(一) 眼的发生

1. 视杯的形成与演变　在第4、5周,前脑凸出左右两个视泡,近端伸长变细为视柄,远端凹陷成双层壁的视杯。视杯视柄下缘有一裂隙为脉络膜裂。视杯外层分化为视网膜的色素上皮层;内层分化为视锥和视杆细胞、双极细胞、节细胞等。

2. 晶状体的形成　在第4~7周,视泡相对的外胚层增厚成为晶状体板,随后凹陷成晶状体泡,嵌入视杯内,并与外胚层脱离形成晶状体。

3. 角膜、巩膜和血管膜的形成　与晶状体相对的外胚层分化形成角膜前上皮,而角膜其余部分和巩膜、血管膜均有间充质分化而来。

4. 眼睑的发生　第7周时,与角膜相连的表面外胚层及其下方的间充质增生,形成上下两个皱褶,随后分化为上、下眼睑。

(二) 耳的发生

1. 内耳的发生　第4周,菱脑两侧的外胚层增厚形成耳板,继之凹陷并与表面外胚层脱离形成耳泡。其泡周围的间充质将分化为内耳其余的组织结构。

2. 中耳的发生　第4周时,第一咽囊向外侧生长,与第一鳃沟的底相贴近。随后远端膨大形成鼓室和听小骨表面的上皮,近端形成咽鼓管的上皮。听小骨由间充质分化而成。

3. 外耳的发生　第4周时,第一鳃沟表面外胚层上皮内陷,分化成外耳道,其底部成为鼓膜的外层上皮。鼓膜的内、外层上皮之间薄层结缔组织由间充质分化而来。在第6周时,外耳道两侧的间充质形成六个结节状突起为耳丘。耳丘互相合并分化成耳廓。

(朱万平　沈新生)

实习二十七　创新及综合性实验

一、综合性实验

1. 目的　培养学生正确使用显微镜及对所学过的知识进行综合分析的能力

2. 内容　在学习了组织学总论、各论的循环、免疫、皮肤、内分泌及消化系统后及呼吸、泌尿、男性及女性生殖系统后对学生进行综合能力测试：①测试片上分布有10个组织片，答题纸上按照各组织在切片的大致分布及形态，并标出序号。②要求学生应用已学过的知识和技能进行镜下观片，并标出10个组织的名称及主要结构特征。③讨论，教师讲评。

二、半开放性实验课

1. 目的　掌握鸡胚的早期发育及原条、中胚层、体节、脑泡、卵黄囊、羊膜腔、三大循环的建立和心脏发生以及心脏跳动和心脏射血入主动脉弓的过程。

2. 方法

（1）将新鲜受精种蛋按预先在计划好的不同时期放入38℃恒温培养箱中（注意强调在每个种蛋上用铅笔标上开始孵化的时间），箱内置一杯水，以维持60%～70%的相对湿度，每日定时开箱通气，以保持箱内的氧含量。

（2）在胚胎学实习课中将不同时期的孵化受精鸡蛋大头向上，先用75%的乙醇溶液消毒蛋壳，用单面刀片沿鸡蛋中轴轻轻地将蛋壳锯出一小浅沟，用无齿尖镊以40°角插入蛋壳与蛋膜之间，向下轻压蛋膜使之与蛋壳分离后向上挑开蛋壳。再用尖镊在鸡蛋大头侧钻一小孔，使鸡蛋大头气室中的气体逸出，由于液压作用卵黄下沉，与卵膜之间出现一定的空间，利于操作而不损伤鸡胚。挑开壳膜，扩大裂口至2cm左右，用眼科剪在鸡胚透明区外3～5mm处环行剪开卵黄膜，用表面皿将鸡胚移出后在数码体视显微镜下观察，通过大屏幕可以看到原条、中胚层、体节、卵黄囊、羊膜腔等结构。

（3）对于10天以上的较大鸡胚可用止血钳敲碎和去除鸡蛋大头侧蛋壳，用尖镊挑破壳膜，将鸡胚移出后在数码体视显微镜下观察脑泡、眼泡、卵黄囊、羊膜腔的包卷过程、三大循环的建立和心脏发生以及心脏跳动和心脏射血入主动脉弓的过程等内容；通过数码体视显微镜在大屏幕可以看真实的胚胎发育过程。

（4）讨论：通过观察鸡胚卵黄囊内容物供应小鸡生长发育的全过程及尿囊司气体交换而人胚依靠母体经胎盘供给营养的不同点等现象，使学生对生物进化过程有了进一步的认识。

三、设计性实验

1. 目的　在学习了男、女生殖系统和胚胎学总论知识后，让同学应用已有的知识和实验技能，设计一个由于环境污染以及药物导致男性精子数量和活力受到影响的实验，通过观察精子的形态结构和功能，验证由于环境污染导致男性精子数量和活力下降的机制及过程。

2. 内容

(1) 获取文献资料,设计出一个可行的实验方案,技术路线及可能的结果预测。

(2) 方法

动物:雄性成年小鼠 20 ~ 25g。

器械:需要哪些器械?

药物:需要哪些致畸药物和保护药物?

(3) 在教师指导下进行实验,验证理论。并且写出实验报告。

3. 目标 通过设计性实验以加深学生对男女配子发生、受精机理及计划生育的基本原理的认识。培养学生获取文献资料的能力、观察和分析问题的能力、动手解决问题的能力。

此章节实验有意识的引导同学动手动脑,以开拓学生思路,使他们顺利地过渡到后续课程的学习并为以后的科研活动打基础。通过对精卵的观察和鸡胚孵化实验的实践操作使学生掌握了实验胚胎学的初级方法和胚胎发育的基本过程,为以后的药理学实验及病原微生物感染后造成的畸形学研究实验方法奠定了坚实的基础;通过小鼠附睾中精子游动实验同学掌握了男性生殖细胞的发育过程及特点,为毒理学实验及以后的临床课程学习奠定了坚实的基础。

(沈新生)

附录一　试题及参考答案

一、A 型题(在以下每道试题中,请从备选答案中选出 1 个最佳答案)

1. 甲状腺滤泡旁细胞分泌(　　)
A. 甲状腺素　B. 盐皮质激素
C. 高血糖素　D. 胰岛素
E. 降钙素

2. 红细胞的平均寿命一般为(　　)
A. 数周　B. 数天
C. 半年左右　D. 一年左右
E. 120 天左右

3. 淋巴结的毛细血管后微静脉位于(　　)
A. 淋巴小结　B. 髓索
C. 小梁　D. 副皮质区
E. 以上都不对

4. 过碘酸-希夫(PAS)反应显示(　　)
A. 蛋白质　B. 多糖
C. 脂肪　D. 核糖核酸
E. 脱氧核糖核酸

5. 关于细胞间质的叙述,哪项错误(　　)
A. 是组织的组成成分
B. 是细胞的产物
C. 有液态、半固态和固态之分
D. 细胞密集的组织无细胞间质
E. 不同组织的细胞间质不同

6. 绒毛周围间隙含有(　　)
A. 胎儿血　B. 母血
C. 母子混合血　D. CO_2 含量高的血
E. 含氧低的血

7. 关于神经元的描述下列哪项错误(　　)
A. 细胞由胞体和突起构成
B. 细胞核大色浅,核仁清楚
C. 胞体及突起内均有尼氏体
D. 胞体及突起内均有神经原纤维
E. 细胞膜可特化为突触前后膜

8. 肾上腺的哪个结构产生糖皮质激素(　　)
A. 髓质　B. 皮质球状带
C. 皮质束状带　D. 皮质网状带
E. 神经节细胞

9. 下列哪个结构可诱导神经板的形成(　　)
A. 脊索　B. 原条
C. 卵黄囊　D. 羊膜腔
E. 体节

10. 下列哪个器官中无血窦(　　)
A. 心脏　B. 脾脏
C. 肝脏　D. 肾上腺
E. 骨髓

11. 早期培育 B 细胞的淋巴器官是(　　)
A. 骨髓　B. 胸腺
C. 脾　D. 淋巴结
E. 扁桃体

12. 能够分泌胃蛋白酶原的细胞是(　　)
A. 主细胞　B. 壁细胞
C. 颈黏液细胞　D. 内分泌细胞
E. 未分化细胞

13. 肾的结构与功能单位是(　　)
A. 皮质　B. 肾单位
C. 血管　D. 神经
E. 髓质

14. 腺垂体远侧部腺细胞主要受下列哪种激素调节(　　)
A. 下丘脑视上核分泌的激素
B. 下丘脑室旁核分泌的激素
C. 下丘脑弓状核分泌的激素
D. 神经垂体分泌的激素
E. 以上都不是

15. 看近物时(　　)
A. 睫状肌收缩、睫状小带松弛、晶状体变厚
B. 睫状肌舒张、睫状小带松弛、晶状体变薄
C. 睫状肌收缩、睫状小带拉紧、晶状体变厚
D. 睫状肌舒张、睫状小带拉紧、晶状体变薄
E. 睫状肌舒张、睫状小带拉紧、晶状体变厚

16. 胚泡植入后的子宫内膜称(　　)
A. 蜕膜　B. 胎膜
C. 绒毛膜　D. 羊膜
E. 胎盘膜

17. 在生理情况下,皮肤的表皮细胞不断脱落,又不断由哪一层细胞分裂补充(　　)
A. 乳头层　B. 角质层
C. 颗粒层　D. 基底层
E. 棘细胞层

18. 浆细胞胞质嗜碱性是由于(　　)
A. 高尔基复合体发达
B. 大量平行排列的粗面内质网
C. 大量线粒体
D. 大量分泌颗粒
E. 以上都不是

19. 产生类骨质的细胞是(　　)
A. 间充质细胞　B. 成骨细胞
C. 骨原细胞　D. 骨细胞
E. 破骨细胞

20. HE 染色的透明软骨,光镜下看不见纤维是由于(　　)
A. 纤维太少　B. 纤维太细
C. 纤维的嗜色性与基质相同　D. 纤维为嗜中性

E. 纤维很细且折光率与基质相近

21. 关于心肌纤维的光镜结构，哪项错误（　　）

A. 肌纤维呈短柱状，多数有分支

B. 心肌纤维的连接处称闰盘

C. 核卵圆形，位居细胞中央

D. 心肌纤维的肌质较丰富

E. 由于肌原纤维不如骨骼肌明显，故心肌纤维无横纹

22. 中枢系统有髓神经纤维的髓鞘形成细胞是（　　）

A. 小胶质细胞

B. 纤维型星形胶质细胞

C. 原浆型星形胶质细胞

D. 少突胶质细胞

E. 以上都不是

23. 关于细胞的超微结构特征下列哪项不正确（　　）

A. 胃底腺主细胞具有丰富的 RER 和发达的 Golgi 复合体

B. 胰腺泡细胞具有浆液性腺细胞超微结构特征

C. 潘氏细胞粗面内质网（RER）较大，Golgi 复合体发达

D. 胰岛内分泌细胞具有分泌类固醇激素细胞的超微结构特征

E. 浆细胞具有分泌输出蛋白质细胞的超微结构特征

24. 小肠固有膜内与吸收有关的结构是（　　）

A. 中央乳糜管、毛细血管网和散在的纵行平滑肌

B. 中央乳糜管、连续毛细血管网

C. 中央乳糜管、有孔毛细血管网和散在的纵行平滑肌纤维

D. 中央乳糜管、有孔毛细血管网和环行散在的平滑肌

E. 毛细淋巴管和淋巴细胞

25. 胚胎发生过程中原始生殖细胞首先出现在（　　）

A. 肠背系膜　　B. 生殖细胞索

C. 卵黄囊壁内胚层　　D. 生殖腺嵴

E. 尿囊壁

26. 肌原纤维的细肌丝是由哪些蛋白质分子组成（　　）

A. 肌动蛋白、肌球蛋白和肌红蛋白

B. 肌动蛋白、肌球蛋白和肌原蛋白

C. 肌动蛋白、原肌球蛋白和肌原蛋白

D. 肌动蛋白、肌球蛋白和肌钙蛋白

E. 肌动蛋白、肌红蛋白和原肌球蛋白

27. 促性腺激素由哪种细胞分泌（　　）

A. 睾丸间质细胞

B. 肾上腺髓质细胞

C. 腺垂体的嗜碱性细胞

D. 神经垂体内的垂体细胞

E. 甲状旁腺嗜酸性细胞

28. 肝细胞产生的胆汁依次通过（　　）

A. 胆小管，小叶间胆管，肝管，胆总管入十二指肠

B. 胆小管，闰管，肝管，胆总管入十二指肠

C. 胆小管，闰管，小叶间胆管，肝管，胆总管入十二指肠

D. 胆小管，小叶间胆管，闰管，肝管，胆总管入十二指肠

E. 闰管，小叶间胆管，肝管，胆总管入十二指肠

29. 门管区内见不到下列哪个管道（　　）

A. 小叶间静脉　　B. 小叶间动脉

C. 小叶间淋巴管　　D. 小叶下静脉

E. 小叶间胆管

30. 关于腮腺的结构特征，下列哪项错误（　　）

A. 由纯浆液性腺泡构成　　B. 闰管长

C. 纹状管短　　D. 有半月

E. 间质中常有脂肪细胞

31. 关于胰岛 A 细胞的特征，哪项错误（　　）

A. 多位于胰岛的周边

B. 数量多，染色淡

C. 含有致密核心的分泌颗粒

D. 分泌高血糖素，促进糖原分解

E. 抑制糖原合成

32. 胰腺外分泌部腺泡的特点是（　　）

A. 黏液性腺泡

B. 浆液性腺泡

C. 混合性腺泡

D. 以浆液性腺泡为主，间有混合性腺泡

E. 浆液性腺泡中有泡心细胞

33. 肝脏的储脂细胞除储存脂肪的功能外还有（　　）

A. 吞噬作用　　B. 储存铁

C. 储存维生素 A　　D. 储存维生素 C

E. 产生胶原纤维

34. 吸气后，促使肺泡回缩的主要结构因素是（　　）

A. 肺泡隔的胶原纤维

B. 肺泡隔的弹性纤维

C. 肺泡隔的胶原纤维和网状纤维

D. 肺泡Ⅱ型细胞及其分泌的表面活性物质

E. 肺泡壁上环行围绕于肺泡开口处的平滑肌纤维

35. 关于滤过膜的结构特征，哪项错误（　　）

A. 血管球毛细血管内皮有许多小孔

B. 内皮腔面有一层带负电荷的糖蛋白

C. 足细胞突起包绕毛细血管，突起间有裂孔

D. 足细胞裂孔上无隔膜有利于滤过

E. 内皮与足细胞间有一层完整的基膜

36. 肾实质的主要结构成分是（　　）

A. 皮质　　B. 泌尿小管

C. 血管　　D. 神经

E. 髓质

37. 下列何项的分泌物不参与精液的构成（　　）

A. 支持细胞　　B. 间质细胞

C. 前列腺　　D. 精囊腺

E. 尿道球腺

38. 排卵时，从卵巢排出的是（　　）

A. 成熟的卵细胞

B. 成熟的卵细胞和透明带

C. 成熟的卵细胞、透明带和放射冠细胞

D. 成熟的卵细胞、透明带和放射冠细胞和卵泡液

E. 以上都不是

39. 初级卵母细胞完成第一次成熟分裂是在（　　）

A. 青春期前　　B. 次级卵泡时期

C. 成熟卵泡形成时　　D. 排卵前

E. 受精时

40. 内耳毛细胞的主要特征是(　　)

A. 毛细胞呈柱状

B. 毛细胞是感觉上皮,其基部与前庭神经和耳蜗神经末梢形成突触

C. 毛细胞是神经细胞,其基部与前庭神经末梢和耳蜗神经末梢形成突触

D. 毛细胞顶部有许多动纤毛

E. 毛细胞顶部有许多静纤毛

41. 关于脾血窦的结构,下述哪项是错误的(　　)

A. 窦壁由长杆状内皮细胞组成

B. 内皮细胞间的间隙明显

C. 内皮外基膜完整

D. 网状纤维呈环状绕窦壁

E. 血窦与笔毛动脉相连通

42. 肌节含(　　)

A. 1/2 Ⅰ带+A 带　B. 1/2A 带+I 带

C. 1/2I 带+1/2A 带　D. 1/2A 带+I 带+1/2A 带

E. 1/2I 带+A 带+1/2I 带

43. 催产素由何处入血液循环(　　)

A. 子宫　B. 卵巢

C. 神经垂体　D. 腺垂体

E. 下丘脑

44. 羊水主要来源于(　　)

A. 羊膜上皮细胞分泌　B. 母体血液的渗透

C. 胎儿尿液　D. 胎儿血液

E. 以上都不是

45. 淋巴结内 T 细胞的聚集区是(　　)

A. 淋巴小结生发中心　B. 淋巴小结帽

C. 副皮质区　D. 髓质淋巴窦

E. 皮质浅层及淋巴窦内

46. 关于软骨特点,哪项错误(　　)

A. 大多数软骨表面有软骨膜

B. 软骨细胞位于陷窝内

C. 软骨有间质生长和外加生长两种方式

D. 基质中同时存在三种纤维

E. 软骨内无血管

47. 正常成人血液中网织红细胞占红细胞总数的百分比是(　　)

A. 0. 5%～1. 5%　B. 3%～6%

C. 8%　D. 10%～15%

E. 20%

48. 参与再循环的淋巴细胞主要是(　　)

A. T 细胞　B. B 细胞

C. K 细胞　D. NK 细胞

E. B 细胞和无标记的淋巴细胞

49. 能清除衰老红细胞和血小板的器官是(　　)

A. 肝　B. 脾

C. 骨髓　D. 淋巴结

E. 肺

50. 垂体门脉系统的第一级毛细血管网分布于(　　)

A. 漏斗　B. 中间部

C. 下丘脑　D. 远侧部

E. 神经部

51. 大、小肠腺属于(　　)

A. 黏液性腺　B. 浆液性腺

C. 混合性腺　D. 外分泌腺

E. 内分泌腺

52. 关于纹状管的特征,何项错误(　　)

A. 位于腺泡与闰管之间

B. 由单层高柱状上皮构成

C. 核位于细胞的顶部

D. 能吸钠排钾和转运水

E. 排泌功能受醛固酮调节

53. 产生免疫球蛋白的细胞是(　　)

A. B 细胞　B. T 细胞

C. K 细胞　D. NK 细胞

E. T 细胞和 NK 细胞

54. 下列哪种物质不属胰岛细胞的内分泌物(　　)

A. 胰高糖素　B. 生长抑素

C. 胰岛素　D. 胰蛋白酶

E. 胰多肽

55. 肺的结构单位是指(　　)

A. 肺泡　B. 肺呼吸部

C. 肺叶　D. 肺小叶

E. 每个终末细支气管连同分支至肺泡

56. 关于肾小体结构的描述,哪项错误(　　)

A. 由血管球和肾小囊组成

B. 血管球是一团动脉性毛细血管袢

C. 肾小囊壁层为单层扁平上皮

D. 肾小囊脏层为足细胞

E. 肾小体大小一致

57. 子宫颈管黏膜特点是(　　)

A. 腔面光滑,上皮为单层柱状,分泌细胞多

B. 腔面光滑,上皮为单层柱状,纤毛细胞多

C. 腔面光滑,上皮为复层鳞状

D. 有皱襞,上皮为单层柱状,分泌细胞多

E. 有皱襞,上皮为单层柱状,纤毛细胞多

58. 关于壶腹嵴支持细胞描述,哪项正确(　　)

A. 支持细胞呈立方形

B. 支持细胞游离面有纤毛

C. 支持细胞分泌胶状物形成壶腹帽

D. 支持细胞可感受旋转运动刺激

E. 支持细胞基部与神经末梢形成突触

59. 晶状体纤维是(　　)

A. 弹性纤维　B. 胶原纤维

C. 上皮细胞　D. 网状纤维

E. 胶原原纤维

60. 构成结缔组织基质的蛋白多糖的主干是(　　)

A. 蛋白质　B. 糖蛋白

C. 糖胺多糖　D. 透明质酸
E. 以上都不对

61. 唇裂是由于(　　)
A. 上颌隆起与同侧的外侧鼻隆起未愈合
B. 下颌隆起与同侧的内侧鼻隆起未愈合
C. 上颌隆起与同侧的内侧鼻隆起未愈合
D. 正中腭突与同侧的外侧鼻隆起未愈合
E. 下颌隆起与同侧的外侧鼻隆起未愈合

62. 消化管的潘氏细胞分布在(　　)
A. 胃幽门腺底部　B. 小肠腺底部
C. 大肠腺底部　D. 胃底腺底部
E. 以上都对

63. 周细胞位于(　　)
A. 毛细血管基膜外
B. 微静脉内皮和基膜之间
C. 微动脉内皮和基膜之间
D. 毛细淋巴管内皮和基膜之间
E. 毛细血管内皮和基膜之间

64. 生长激素由何处分泌(　　)
A. 垂体远侧部　B. 垂体神经部
C. 视上核　D. 室旁核
E. 弓状核

65. 关于肝小叶的结构以下哪一项是错误的(　　)
A. 肝板两侧的血窦是相互通连的
B. 胆小管位于肝板之间
C. 窦周隙与胆小管是互不通连的
D. 相邻肝板是相互吻合连接的
E. 中央静脉汇合为小叶下静脉

66. 感受痛觉的神经末梢是(　　)
A. 肌梭　B. 触觉小体
C. 环层小体　D. 运动终板
E. 游离神经末梢

67. 肾小叶的组成是(　　)
A. 一个肾锥体
B. 一个肾柱
C. 每个髓放线及其周围的皮质迷路
D. 皮质迷路及其周围的髓放线
E. 乳头管及其连接的肾单位

68. 我国正常成年女性外周血中红细胞的平均值是(　　)
A. $(3.5\sim5.0)\times10^{12}/L$
B. $(4.0\sim5.0)\times10^{12}/L$
C. $(4\sim10)\times10^{9}/L$
D. $(4.2\sim5.5)\times10^{12}/L$
E. $(100\sim300)\times10^{9}/L$

69. 连续毛细血管主要分布于(　　)
A. 中枢神经系统　B. 胃肠黏膜
C. 内分泌腺　D. 肝、脾
E. 肾血管球

70. 抗利尿激素从何处释放入血(　　)
A. 致密斑　B. 下丘脑室旁核
C. 垂体神经部　D. 腺垂体远侧部
E. 球旁细胞

71. 肺小叶的组成(　　)
A. 一个肺叶支气管及其各级分支和肺泡
B. 一个肺段支气管及其各级分支和肺泡
C. 一个细气管及其各级分支和肺泡
D. 一个终末细支气管及其各级分支和肺泡
E. 一个呼吸细支气管及其各级分支和肺泡

72. 构成胆小管的上皮是(　　)
A. 储脂细胞　B. 单层立方上皮
C. 库普弗细胞　D. 肝细胞
E. 血窦内皮细胞

73. 哺乳类动物骨骼肌三联体位于(　　)
A. 明带和暗带交界处　B. 位于 Z 线水平
C. 位于 M 线水平　D. 位于 H 带两侧
E. 位于暗带

74. 关于精原细胞的描述,何项错误(　　)
A. 紧贴生精上皮基膜排列
B. 胞体圆形或椭圆形
C. 胞质内细胞器发达
D. 精原细胞可分为 A、B 两型
E. B 型由 A 型分化而来

75. 关于网织红细胞的描述,哪一项错误(　　)
A. 是未完全成熟的红细胞
B. 无核、无细胞器,胞质内充满血红蛋白
C. 在成人其正常值为红细胞总数的 0.5%~1.5%
D. 仍具有合成血红蛋白的功能
E. 在常规染色的血涂片中不易与成熟红细胞区分

76. 关于肾上腺皮质网状带的描述,哪一项错误(　　)
A. 位于皮质最内层
B. 腺细胞排列成索,并相互吻合成网
C. 腺细胞具有分泌类固醇激素细胞的超微结构特点
D. 腺细胞胞质中含较多的脂褐素
E. 主要分泌糖皮质激素

77. 关于肥大细胞的特征哪项错误(　　)
A. 胞体圆或椭圆形
B. 胞质内充满粗大的嗜酸性颗粒
C. 颗粒内含有肝素、组胺、白三烯等
D. 核小而圆
E. 与过敏反应有关

78. 哪项是细胞基底面的特殊结构(　　)
A. 桥粒　B. 中间连接
C. 半桥粒　D. 缝隙连接
E. 紧密连接

79. 嗅细胞是(　　)
A. 支持细胞　B. 感觉上皮细胞
C. 分泌细胞　D. 神经细胞
E. 肌细胞

80. 下列哪一项不属于免疫系统基本组成成分(　　)
A. 淋巴器官　B. 内皮

C. 巨噬细胞　D. 抗原提呈细胞
E. 单核细胞
81. 睾丸分泌雄激素的细胞是(　　)
A. 支持细胞　B. 精子细胞
C. 精子　D. 间质细胞
E. 精原细胞
82. 壁细胞合成盐酸的部位在(　　)
A. 细胞内分泌小管　B. 粗面内质网
C. 线粒体　D. 高尔基复合体
E. 滑面内质网
83. 常见的受精部位是(　　)
A. 子宫腔　B. 输卵管壶腹部
C. 输卵管子宫部　D. 输卵管狭部
E. 腹腔
84. 白细胞的结构特点是(　　)
A. 有核有细胞器　B. 无核无细胞器
C. 有核无细胞器　D. 无核有细胞器
E. 均为多核细胞
85. 当卵巢内黄体形成时,子宫内膜处于(　　)
A. 增生期　B. 分泌期
C. 月经期　D. 静止期
E. 各期均可以
86. 淋巴结内发生细胞免疫应答时,结构明显增大的是(　　)
A. 浅层皮质　B. 深层皮质
C. 髓索　D. 皮质淋巴窦
E. 以上都不是
87. 形成纤维和分泌基质的细胞是(　　)
A. 肥大细胞　B. 成纤维细胞
C. 巨噬细胞　D. 脂肪细胞
E. 浆细胞
88. 光镜下肾 HE 染色切片,近端小管上皮细胞分界不清是因为(　　)
A. 胞质嗜酸性强,染色深
B. 相邻细胞的侧突相互嵌合
C. 细胞排列紧密
D. 细胞膜较薄
E. 以上均不对
89. 卵泡的透明带是(　　)
A. 由卵母细胞分泌形成
B. 由卵泡细胞分泌形成
C. 由卵泡膜细胞分泌形成
D. 由卵母细胞和卵泡细胞共同形成
E. 由卵泡细胞和卵泡膜细胞共同形成

二、X 型题(在以下每道试题中,请从备选答案中选出 2 个或 2 个以上正确答案,错选、多选、少选或不选均不得分)

1. 膜内成骨的特性是(　　)
A. 由间充质细胞分化为骨原细胞
B. 发生过程与软骨无关
C. 先形成骨化中心
D. 顶、额骨即以此种方式发生
E. 与生长激素紧密相关
2. 皮肤的表皮衍化物有哪些(　　)
A. 毛　B. 皮脂腺
C. 汗腺　D. 指(趾)甲
E. 真皮乳头
3. 网状组织的特点,哪些正确(　　)
A. 由网状细胞,网状纤维和基质构成
B. 网状细胞由间充质细胞分化而成
C. 网状纤维由成纤维细胞合成
D. 网状纤维可深陷于网状细胞胞体和突起内
E. 构成造血器官和淋巴器官的基本成分
4. 肌性动脉包括(　　)
A. 脾动脉　B. 肺动脉
C. 肾动脉　D. 主动脉
E. 小动脉
5. 三级绒毛干由下列哪些结构组成(　　)
A. 合体滋养层　B. 细胞滋养层
C. 胚外中胚层　D. 血管
E. 基蜕膜
6. 变移上皮分布于(　　)
A. 膀胱　B. 输尿管
C. 输精管　D. 肾盏
E. 肾盂
7. 平滑肌纤维的光镜结构特点(　　)
A. 肌纤维长梭形
B. 无横纹
C. 核位于细胞中央
D. 肌纤维收缩时呈螺旋形扭曲
E. 核两端的肌质较丰富
8. 上皮细胞游离面的特殊结构有(　　)
A. 质膜内褶　B. 桥粒
C. 半桥粒　D. 微绒毛
E. 纤毛
9. 固有结缔组织包括(　　)
A. 疏松结缔组织　B. 脂肪组织
C. 网状组织　D. 弹性组织
E. 软骨组织
10. 关于骨骺,哪些正确(　　)
A. 由于次级骨化中心出现而形成
B. 出生后才出现
C. 骨骺表面始终保留薄层软骨
D. 早期骨骺与骨干间保留一层骺软骨
E. 骨骺最终内部为骨松质,外表面为薄层骨密质
11. 次级卵泡的结构特点是(　　)
A. 卵泡膜形成颗粒层　B. 卵泡腔明显
C. 卵丘形成　D. 放射冠明显
E. 卵母细胞尚未完成第一次成熟分裂

三、名词解释

1. tissue fluid(组织液)　**2.** histology(组织学)
3. fertilization(受精)　**4.** Nissl's body(尼氏体)

5. mononuclear phagocytic system(单核吞噬细胞系统) **6.** interstitial gland(间质腺) **7.** argyrophilia(嗜银性) **8.** thymic corpuscle(胸腺小体) **9.** multiplets(多胎) **10.** microcirculation(微循环) **11.** basement membrane(基膜) **12.** intercalated disc(闰盘) **13.** axon hillock(轴丘) **14.** blood thymus barrier(血-胸腺屏障) **15.** central lacteal(中央乳糜管) **16.** pancreas islet(胰岛) **17.** nephron(肾单位) **18.** corpus luteum(黄体) **19.** decidual response(蜕膜反应) **20.** osteon(骨单位) **21.** juxtaglomerular complex(球旁复合体) **22.** implantation(植入)

四、填空题

1. 上皮细胞基底面的特殊结构除有半桥粒外,还可见________和________。

2. 附睾中,与睾丸网远端相连的小管是输出小管,其上皮由________细胞和________细胞相间排列构成,故管腔面不规则。

3. 致密结缔组织的结构特点是________和细胞很少,而________成分特别丰富。

4. 月经黄体维持的时间为________,妊娠黄体维持的时间为________。

5. 广义的结缔组织包括血液、__________,__________和________;一般所说的结缔组织仅指________。

6. 胚胎长骨两端软骨至骨干中段的骨髓腔之间可见软骨内骨化的连续过程,可区分为__________、__________、________和________四个区。

7. 鼻嗅部的黏膜上皮为________,由________、________和________三种细胞组成。

8. 骨髓是培育________细胞的淋巴器官,淋巴细胞经血流迁至________淋巴器官的相应部位。在抗原刺激下这种淋巴细胞增殖分化为________细胞,参与________免疫。

9. 鼻呼吸部黏膜是________上皮,固有层有较多的________、________、________。

10. 排卵后,卵泡壁__________细胞和__________细胞在________作用下,发育形成________,并分泌________。

11. 肾实质血液循环先后两次形成毛细血管,即________和________。前者功能是________;后者功能是________。

12. 上皮细胞侧面的特殊结构有________、________、________、________和________。

13. 两个胚层的胚盘呈圆盘状,其组成包括________和________。

14. 胎儿出生后,血液循环改变的主要原因是________和________。

15. 法乐四联征为常见的发绀型先天性心脏病,包括四种缺陷__________、__________、__________和________。

16. 组织切片最常用的染色方法是________。

17. 黄体由两种细胞组成,即:________、________。

18. 消化管黏膜的浆细胞分泌的 IgA 与上皮细胞产生的________结合形成________,释放入管腔内,可抑制细菌繁殖和病毒复制。

19. 心内膜自内往外由________,________和________组成。

20. 一种组织结构与酸性染料亲和力强称为________,反之,与碱性染料亲和力强者称为________。

21. 浆细胞超微结构特点主要是胞质内含有大量________和发达的________。

22. 根据软骨组织所含________成分的不同,将软骨为分________、________和________。

23. 成熟的红细胞无________和________。主要含________、功能是运输________和________两种气体。

24. 骨骼肌的横小管是由________向________内凹陷形式。

25. 中枢神经系统的神经胶质细胞有________、________、________和________。

26. 内弹性膜在________动脉很明显。并以此作为________和________的分界。

27. 组成胸腺实质的细胞主要包括__________、__________和________。

28. 腭扁桃体表面被覆____________上皮,上皮下陷形成________。

29. 厚表皮由基底到表面可分________、________、________、________和________五层。

30. 肾上腺皮质分泌________、________和________激素。

31. 壁细胞的________形成细胞内分泌小管,小管腔面有________。

32. 胰腺的内分泌部为________,分泌________、________、________、________激素。

33. 肺的呼吸部从__________开始,到__________,功能是________。

34. 肝窦周隙位于__________和__________之间,其内充满________。

35. 肾小球旁细胞是由________管壁的________演变的。

36. 睾丸间质细胞分布在________。分泌________激素。

37. 子宫内膜进入月经期时,血中________激素和________激素水平下降,月经期持续________天。

38. 视网膜中________、________和________细胞为神经元。

39. 根据子宫蜕膜与胚胎的位置关系,将蜕膜分为________、________和________三部分。

五、简答题

1. 胚泡植入的定义、时间、地点及过程。

2. 简述淋巴结皮质的光镜结构。

3. 简述中动脉的结构及功能。

4. 简述化学性突触的结构和功能。

5. 简述小肠绒毛的结构及功能。

6. 简述肺泡的结构及功能。

7. 简述心房的分隔过程。

8. 简述粒细胞系发生过程。

9. 简述中小静脉与相应动脉的区别。

10. 简述皮肤的组成和功能。

11. 简述小肠吸收细胞的形态结构。

12. 简述输卵管黏膜的光镜结构。
13. 简述唇裂及其胚胎学成因。
14. 简述白细胞的分类原则及分类。
15. 简述角蛋白形成细胞和非角蛋白形成细胞有什么不同。
16. 简述肝内血液循环。
17. 单核吞噬细胞系统。
18. 简述球旁复合体的组成结构及其功能。
19. 简述胃底腺的结构及功能。
20. 简述次级卵泡的光镜结构。

六、论述题(要求要点明确、论述合理)

1. 试述神经元的结构与功能。
2. 试述肾小体的结构及功能。
3. 试述肝小叶的结构及功能。
4. 当神经冲动从一个神经元递给另一神经元时,需要通过什么结构来完成,请详述其结构。
5. 试述淋巴结皮质的光镜结构。
6. 试述心房内部的分割。
7. 试述胸腺皮质的光镜结构
8. 试述固有结缔组织内的细胞及主要作用。
9. 试述球旁复合体的结构及功能。
10. 试述小肠绒毛的结构及功能。
11. 卵泡是女性具有生育和生殖内分泌功能的基本单位,请在详述卵泡的发育及转归的同时,描述其功能。
12. 精子是在哪里发生的,经历了几个过程?在哪里获得运动能力?

参考答案

一、A 型题

1. E　2. E　3. D　4. B　5. D　6. B　7. C　8. C
9. A　10. A　11. A　12. A　13. B　14. C　15. A
16. A　17. D　18. B　19. B　20. E　21. E　22. D
23. D　24. C　25. C　26. C　27. C　28. C　29. D
30. D　31. B　32. E　33. C　34. B　35. D　36. B
37. B　38. E　39. D　40. B　41. C　42. E　43. C
44. A　45. C　46. D　47. A　48. A　49. B　50. A
51. D　52. A　53. A　54. D　55. D　56. E　57. D
58. C　59. C　60. D　61. C　62. B　63. E　64. A
65. B　66. E　67. C　68. A　69. A　70. C　71. C
72. D　73. A　74. C　75. B　76. E　77. B　78. C
79. D　80. B　81. D　82. A　83. B　84. A　85. B
86. B　87. B　88. B　89. D

二、X 型题

1. ABCD　2. ABCD　3. ABDE　4. ACE
5. ABCD　6. ABDE　7. ABCDE　8. DE
9. ABCD　10. ACDE　11. BCDE

三、名词解释

1. tissue fluid(组织液):由毛细血管动脉端渗出,经毛细血管静脉端和毛细淋巴管回流的细胞基质中的液体。

2. histology(组织学):组织学是研究正常机体微细结构及其相关功能的科学。

3. fertilization(受精):受精是精子穿入卵子形成受精卵的过程,始于精子细胞膜与卵子细胞膜的接触,终于两者细胞核相融合。

4. Nissl's body(尼氏体):在光镜下,分布于核周质和树突内,呈嗜碱性颗粒或小块,电镜见为发达的粗面内质网和游离核蛋白。

5. mononuclear phagocytic system(单核吞噬细胞系统):是指由骨髓内幼单核细胞分化而成的单核细胞进入血液,并从不同部位穿出血管壁进入其他组织内所分化形成的一个具有很强吞噬作用、参与免疫应答和分泌多种生物活性物质等功能的细胞系统。该系统包括结缔组织和淋巴组织内的巨噬细胞、肝中的库普弗细胞、肺中的尘细胞、神经组织中的小胶质细胞、骨组织中的破骨细胞、表皮内的朗格汉斯细胞等。

6. interstitial gland(间质腺):晚期次级卵泡闭锁后,其卵泡膜细胞一度增殖形成多边形的上皮样细胞,并被结缔组织和血管分隔成分散的细胞团索,称为间质腺。

7. argyrophilia(嗜银性):组织结构经硝酸银及还原剂作用而显色称嗜银性。

8. thymic corpuscle(胸腺小体):散在地分布于胸腺髓质内,由胸腺小体上皮细胞呈同心圆状包绕而成。其外周的上皮细胞较幼稚,细胞核明显,而近小体中心的上皮细胞较成熟,胞核渐退化,小体中心的上皮细胞胞质呈嗜酸性染色,或破碎呈均质透明状。

9. multiplets(多胎):指一次娩出两个以上新生儿。其原因可以是单卵性,多卵性或混合性。

10. microcirculation(微循环):是指由微动脉至微静脉之间的微血管循环,是血液循环的基本功能单位。由微动脉,毛细血管前微动脉,中间微动脉,真毛细血管,直捷通路,动静脉吻合及微静脉组成。

11. basement membrane(基膜):上皮细胞基底面与深部结缔组织之间,是一层连续而均质状的薄膜,电镜下分为基板和网板两部分;基膜具有支持和连接及物质交换作用。

12. intercalated disc(闰盘):相邻心肌细胞连接处的特殊结构,在 HE 染色标本中着色较深,呈横行或阶梯状粗线。电镜下横向连接处为中间连接和桥粒连接,纵向连接处为缝隙接。

13. axon hillock(轴丘):为轴突起始部呈圆锥形的隆起称轴丘,其内没有嗜染质,但有神经原纤维。

14. blood thymus barrier(血-胸腺屏障):胸腺皮质的毛细血管及其周围结构具有屏障作用。它由连续性毛细血管内皮、完整的内皮基膜、血管周隙(其内含有巨噬细胞)、上皮性网状细胞的基膜、连续的上皮性网状细胞组成。

15. central lacteal(中央乳糜管):是小肠绒毛中央起自盲端的毛细淋巴管,可收集和运送脂肪。

16. pancreas islet（胰岛）：胰腺的内分泌部称胰岛，它由内分泌细胞团组成，细胞间有丰富的毛细血管。其中 A 细胞分泌胰高血糖素，B 细胞分泌胰岛素，D 细胞分泌生长抑素，PP 细胞分泌胰多肽。

17. nephron（肾单位）：是肾脏结构与功能的基本单位，由肾小体和肾小管组成。肾小体由血管球和肾小囊组成；肾小管由近端小管、细段和远端小管组成。

18. corpus luteum（黄体）：排卵后的卵泡壁结构在黄体生成素的作用下增大并分化为暂时性的内分泌细胞团，由两种细胞组成：粒黄体细胞和膜黄体细胞。可分泌雌激素，孕激素和松弛素。

19. decidual response（蜕膜反应）：在植入的刺激下，子宫内膜血供更加丰富；腺体分泌更加旺盛；前蜕膜细胞分化为蜕膜细胞，细胞内糖原、脂滴增加；子宫内膜更厚，这些变化称蜕膜反应。

20. osteon（骨单位）：是长骨干主要结构单位，是位于内外环骨板之间的大量的长柱状结构，包括 20 多层同心圆排列的哈佛氏骨板和中央的哈佛氏管构成。

21. juxtaglomerular complex（球旁复合体）：位于入球小动脉、出球小动脉和致密斑之间的三角区内：近血管球细胞：为入球小动脉管壁平滑肌转变成上皮样细胞，有分泌颗粒。其功能是分泌肾素，升高血压；致密斑：为远曲小管面向肾小体血管极处的细胞变成高柱状，排列紧密，没有基膜，核圆形，位于细胞顶部。其功能是感受远端小管内钠离子浓度的变化；球外系膜细胞：（极垫细胞），功能不明。

22. implantation（植入）：胚泡完全埋入子宫内膜的过程。开始于受精后第 5 ~ 6 天，第 11 ~ 12 天完成。

四、填空题

1. 基膜；质膜内褶
2. 高柱状纤毛细胞；矮柱状细胞
3. 基质；纤维
4. 14 天；5 ~ 6 个月
5. 软骨；骨；固有结缔组织；固有结缔组织
6. 软骨储备区；软骨增生区；软骨钙化区；成骨区
7. 假复层柱状上皮；支持细胞；嗅细胞；基细胞
8. B；周围；浆细胞；体液
9. 假复层纤毛柱状；黏液腺；淋巴组织；静脉丛
10. 颗粒；LH（黄体生成素）；粒黄体细胞；孕激素
11. 血管球；球后毛细血管；形成原尿；有利于重吸收
12. 紧密连接；中间连接；桥粒；缝隙连接
13. 上胚层；下胚层。
14. 脐循环中断；肺循环建立
15. 肺动脉狭窄；主动脉骑跨；室间隔缺损；右心室肥大
16. HE 染色
17. 颗粒黄体细胞；卵泡膜黄体细胞
18. S（分泌片）；sIgA
19. 内皮；内皮下层；心内膜下层
20. 嗜酸性；嗜碱性
21. 大量平行排列的粗面内质网和丰富的游离核糖体；高尔基复合体
22. 纤维；透明软骨；纤维软骨；弹性软骨
23. 细胞核；细胞器；血红蛋白；O_2；CO_2
24. 肌细胞膜；细胞
25. 少突胶质细胞；小胶质细胞；星形胶质细胞；室管膜细胞
26. 中动脉；内膜；中膜
27. 胸腺细胞（淋巴细胞）巨噬细胞；上皮性网状细胞
28. 复层扁平；隐窝
29. 基底层；棘层；颗粒层；透明层；角化层
30. 盐皮质激素；糖皮质激素；性激素
31. 细胞膜内陷；微绒毛
32. 胰岛；胰高血糖素；胰岛素；生长抑素（抑生长素）；胰多肽
33. 呼吸性细支气管；肺泡；气体交换
34. 血窦内皮细胞；肝细胞；血浆
35. 入球小动脉；平滑肌
36. 曲精小管之间的睾丸间质中；雄激素
37. 孕激素和雌激素；3 ~ 5 天
38. 视细胞；双极细胞；节细胞
39. 基蜕膜；包蜕膜；壁蜕膜

五、简答题

1. 胚泡植入的定义、时间、地点及过程。

植入：胚泡完全埋入子宫内膜的过程称植入。

过程：植入发生在受精后的第 6 ~ 7 天，完成于第 11 ~ 12 天。由胚泡极端滋养层的细胞分泌蛋白酶，在子宫内膜上溶解出一个小缺口，胚泡由此缺口逐渐埋入子宫内膜。子宫体前后壁中上部。

2. 简述淋巴结皮质的光镜结构。

淋巴结皮质由浅层皮质、副皮质区及皮质淋巴窦组成。

浅层皮质：由薄层弥散淋巴组织及淋巴小结组成，为皮质的 B 细胞区。发育良好的淋巴小结可见其生发中心（暗区、明区）、小结帽。

副皮质区：位皮质深层，主要由 T 细胞密集而成，含 T、B 细胞及毛细血管后微静脉。

淋巴窦：包括被膜下窦和小梁周窦，窦腔内：网状细胞及巨噬细胞。

3. 简述中动脉的结构及功能。

（1）内膜：①内皮；②内皮下层；③内弹性膜。

（2）中膜：主要由 10 ~ 40 层环行的平滑肌组成，肌纤维间有少量弹性纤维和胶原纤维，故又称肌性动脉。

（3）外膜：厚度与中膜相近，外弹性膜，可作为外膜与中膜的分界。

4. 简述化学性突触的结构和功能。

化学性突触的结构可分为突触前成分、突触间隙和突触后成分，突触前成分内含许多突触小泡，少量线粒体等，突触小泡内含神经递质。突触后膜上有特异性受体，突触后神经元兴奋或抑制，取决于神经递质与受体。

5. 简述小肠绒毛的结构及功能。

由小肠上皮和固有层共同向肠腔突起而成。①上皮：为单层柱状，由吸收细胞，杯状细胞组成。②固有层（中轴）：由细密结缔组织组成。其内含与免疫有关结构、中央乳糜管、有孔毛细血管网，独立存在的平滑肌纤维。

6. 简述肺泡的结构及功能。

肺泡为肺泡壁围成的多面形的薄壁囊泡，其功能是气体交换。

(1) 肺泡上皮：Ⅰ型肺泡上皮：细胞呈扁平，有吞饮小泡．构成气体交换的广而薄的面积。

Ⅱ型肺泡上皮：细胞呈立方形，胞质内含嗜锇性板层小体。功能：分泌表面活性物质；降低肺泡表面张力，稳定肺泡直径。分化为Ⅰ型肺泡上皮。

(2) 肺泡隔：相邻肺泡间的肺间质为肺泡隔，内含丰富毛细血管网，弹性纤维，网状纤维和巨噬细胞。

(3) 肺泡孔：相邻肺泡之间的小孔。是肺泡间的气体通路，当肺部炎症时，微生物可经此孔扩散。

(4) 气-血屏障：是肺泡与血液之间气体交换所要通过的结构。包括下列几层结构：肺泡表面液体层；Ⅰ型肺泡细胞；Ⅰ型肺泡细胞的基膜；连续型毛细血管的基膜及内皮。

7. 简述心房的分隔过程。

第4周末，在原始心房顶部背侧壁的中央出现第一房间隔，此隔向心内膜垫的方向生长，其游离缘与心内膜垫之间留有一孔称第一孔，第一孔闭合前，第一隔的头端出现第二孔；5周末在第一房间隔右侧出现较厚的第二房间隔，与心内膜垫之间留有一卵圆孔，卵圆孔与第二孔交错重叠。第一房间隔薄，相当于卵圆孔瓣膜。出生前，由于卵圆孔瓣的存在，血液由右心房流向左心房，反之则不能。

8. 简述粒细胞系发生过程。

历经原粒细胞、早幼粒细胞、中幼粒细胞、晚幼粒细胞。进而分化为杆状核或分叶核粒细胞。从原粒细胞增殖分化为晚幼粒细胞需4～6天。分化成熟的粒细胞在骨髓停留4～5天后，释放入血。

9. 简述中小静脉与相应动脉的区别。

管径较粗，管腔较大，管壁较薄软，管壁的层次结构无明显界膜。平滑肌和弹性组织不丰富，弹性小，管径2mm以上者常有瓣膜。

10. 简述皮肤的组成和功能。

皮肤由表皮和真皮组成。

功能：①保护：皮肤与外环境直接接触，阻挡异物和细菌的侵入及阻体内体液丢失。②感觉：皮肤有丰富的感觉神经末梢，能感受外界多种物理和化学刺激。③调节体温：分泌汗液散热，保持体温稳定。④排泄：分泌汗液中能排出体内部分含氮的代谢废物。

11. 简述小肠吸收细胞的形态结构。

吸收细胞呈高柱状，核椭圆形，位于细胞基部。绒毛表面的吸收细胞游离面光镜下可见明显的纹状缘，电镜下它是由密集而规则排列的微绒毛构成。小肠腺的吸收细胞的微绒毛较少而短，故纹状缘薄。微绒毛表面有一层细胞衣，内含多种消化酶，是消化吸收的重要部位。微绒毛内有纵行微丝束。吸收细胞内有丰富的线粒体和滑面内质网。相邻吸收细胞顶部之间有紧密连接、中间连接等构成连接复合体。

12. 简述输卵管黏膜的光镜结构。

黏膜形成许多纵行分支的皱襞，管腔不规则，上皮为单层状上皮，由纤毛细胞和分泌细胞组成，分泌细胞顶部胞质有分泌颗粒，黏膜固有层为薄层细密结缔组织并有少量散在的平滑肌。

13. 简述唇裂及其胚胎学成因。

唇裂为最常见的一种颜面畸形，因上颌隆起与同侧内侧鼻隆起未愈合所致。表现为上唇的裂沟，位于人中外侧，多为单侧。如两侧内侧鼻隆起未愈合或两侧下颌隆起未愈合，可分别导致上唇或下唇的正中唇裂。如伴有人中缺损，则为正中宽大唇裂。

14. 简述白细胞的分类原则及分类。

光镜下，根据白细胞胞质内有无特殊颗粒，将其分为有粒白细胞和无粒白细胞。有粒白细胞又根据颗粒的嗜色性，分为中性粒细胞、嗜酸粒细胞和嗜碱粒细胞。无粒白细胞包括单核细胞和淋巴细胞两种。

15. 简述角蛋白形成细胞和非角蛋白形成细胞有什么不同。

角蛋白形成细胞占表皮细胞的绝大多数，它们在分化中不断角化脱落。非角蛋白形成细胞数量较少，散在于角蛋白形成细胞之间，有黑素细胞、朗格汉斯细胞和梅克尔细胞，此类细胞各有特殊的功能，但与表皮的角化无关。

16. 简述肝内血液循环。

(1) 进入肝的血管有门静脉和肝动脉：门静脉是肝的功能血管，将从胃肠吸收的营养物质等送入肝内。肝动脉富含氧，是肝的营养血。肝动脉和门静脉反复分支并伴行最后均将血液汇入肝血窦。

(2) 肝血窦的血从小叶周边流向中央，汇入中央静脉。

(3) 若干中央静脉汇合成小叶下静脉单独行于小叶间结缔组织内，小叶下静脉汇合成2～3支肝静脉出肝。

17. 单核吞噬细胞系统。

该系统包括结缔组织和淋巴组织中的巨噬细胞、肝库普弗细胞、肺的尘细胞、神经组织的小胶质细胞、骨组织的破骨细胞、表皮的朗格汉斯细胞等。它们均来源于骨髓内的幼单核细胞。其功能意义不仅为吞噬作用，还有许多其他重要功能。

18. 简述球旁复合体的组成结构及其功能。

球旁复合体也称肾小球旁器，由球旁细胞、致密斑、球外系膜细胞组成。

(1) 球旁细胞：位于入球微动脉近血管极处，是由管壁中平滑肌细胞特化的上皮样细胞。细胞体积大、立方形，核圆居中，胞质弱嗜碱性，胞质内有分泌颗粒，颗粒内含肾素。肾素是一种蛋白水解酶，可使小动脉收缩，导致血压升高。

(2) 致密斑：是远端小管靠近血管极一侧的管壁上皮细胞特化而成的椭圆形斑。该处细胞变高变窄，排列紧密，核椭圆形，位近细胞顶部。致密斑是一种离子感受器，它能敏感地感受远端小管内钠离子浓度的变化，当钠离子浓度降低时，将信息传给球旁细胞，促进球旁细胞分泌肾素。

(3) 球外系膜细胞。

19. 简述胃底腺的结构及功能。

胃底腺分布于胃底和胃体部,数量最多,呈分支管状,可分为颈、体和底三部分,颈部与胃小凹相接。胃底腺由以下细胞组成:主细胞分泌胃蛋白酶原、壁细胞能分泌盐酸和内因子、颈黏液细胞能分泌黏液,参与形成胃黏膜表面的黏液层、干细胞可分化为其他细胞、还有内分泌细胞。

20. 简述次级卵泡的光镜结构。

次级卵泡由初级卵泡发育而来。此时,卵泡腔出现,内含卵泡液。随着卵泡液增多,卵丘形成。紧靠透明带的一层高柱状卵泡细胞呈放射状排列,称放射冠。卵泡腔周围的卵泡细胞构成卵泡壁,称颗粒层,卵泡细胞改称颗粒细胞。与此同时,卵泡膜进一步分化为内、外两层。

六、论述题

1. 试述神经元的结构与功能。

神经元形态不一,但都可以分为胞体和突起两部分。

(1) 胞体 ;①细胞膜:具有接受刺激、信息处理和传导神经冲动的作用。②细胞质:除一般细胞器外,有两种特殊的细胞器,嗜染质,又称尼氏体:光镜下呈嗜碱性颗粒或小块,电镜下为粗面内质网和游离核糖体。神经原纤维:银染切片中,聚集成束的神经丝和微管呈棕黑色细丝神经丝是一种直径为10nm的中间丝,常集合成束,它与微管交叉排列成网,并伸入树突和轴突内。③细胞核:位于细胞的中央,大而圆,异染色质少,着色浅,核仁明显。

(2) 突起:突起分树突和轴突两种。树突:一个或多个、呈树枝状分支,内含嗜染质,有树突棘。轴突:每个神经元只有一个轴突,胞体发出轴突处形成轴丘,不含嗜染质。

2. 试述肾小体的结构及功能。

肾小体又称肾小球,由血管球和肾小囊两部分组成。

(1) 血管球:入球微动脉,较粗$\xrightarrow{\text{分出4～5支}}$袢状毛细血管→出球微动脉。较细,使得毛细血管内压较高。

毛细血管为有孔型,窗孔处无隔膜,有利于滤过功能。血管系膜,其细胞称球内系膜细胞,功能是合成基膜、吞噬和降解沉积在基膜上的免疫复合物。

(2) 肾小囊:是肾小管起始端膨大凹陷而成的双层杯状盲囊,由壁层、脏层和囊腔组成。

壁层为一层扁平细胞。脏层为一层多突起的上皮细胞,称足细胞。电镜下有较大的初级突起,次级突起,次级突起相互穿插镶嵌,镶嵌的次级突起间有狭窄裂隙,称裂孔,孔上覆以薄膜,称裂孔膜。

(3) 滤过膜:是原尿形成所必须通过的结构,由有孔的内皮,基膜和足细胞裂孔膜构成,又称滤过屏障。

3. 简述肝小叶的结构及功能。

(1) 肝小叶呈多边形,棱柱状,中央一条中央静脉,肝板、肝血窦、窦周隙及胆小管以中央静脉为中轴,共同构成肝小叶。

(2) 肝板:由肝细胞单行排列而成,肝细胞多边形,核圆形,可见双核,胞质嗜酸性,含有丰富的各种细胞器。线粒体:为肝细胞的功能活动不断提供能量。粗面内质网(RER):是肝细胞合成多种蛋白质的基地。滑面内质网(SER):广泛分布于胞质内,SER膜上有多种酶系分布,如氧化还原酶、水解酶、转移酶、合成酶等。SER有多种功能,如胆汁合成和胆红素、脂类与激素的代谢以及生物转化等。高尔基复合体:参与肝细胞的分泌活动,RER合成的蛋白质转移到高尔基复合体进行加工或储存,然后经运输小泡由血窦面排出。溶酶体:对肝细胞结构的不断更新和细胞正常功能的维持十分重要。微体:微体内主要含过氧化氢酶和过氧化物酶,它们可将细胞代谢产生的过氧化氢还原为水,以消除过氧化氢对细胞的毒性作用。内涵物:肝细胞内有糖原、脂滴、色素等内涵物。

(3) 肝血窦:有孔的内皮,无基膜,窦腔内有肝巨噬细胞。窦周隙:血窦内皮细胞与肝细胞之间的狭小间隙,有血浆、网状纤维、储脂细胞。

(4) 胆小管:由相邻肝细胞膜凹陷形成,周围相邻肝细胞形成紧密连接。

4. 当神经冲动从一个神经元递给另一神经元时,需要通过什么结构来完成,请详述其结构。

神经冲动从一个神经元传递到另一个神经元时所通过的结构包括电突触(缝隙连接)和化学性突触。化学性突触的结构可分为突触前成分、突触间隙和突触后成分,突触前、后成分彼此相对的细胞膜分别称为突触前膜和突触后膜,二者之间为突触间隙,突触前成分内含许多突触小泡,少量线粒体等,突触小泡表面有突触素Ⅰ,它把突触小泡集合并连接至细胞骨架上。突触小泡内含神经递质。当神经冲动沿轴膜传至轴突终末→突触前膜电位门控钙通道开放→Ca^{2+}进入突触前成分内→使突触素Ⅰ磷酸化→突触素Ⅰ从突触小泡膜上解离→突触小泡活动度加大→突触小泡与突触前膜相贴→出胞作用释放神经递质与突触后膜上的受体特异性结合后→化学门控通道开放→使突触后神经元兴奋或抑制(取决于神经递质与受体)。

5. 试述淋巴结皮质的光镜结构。

淋巴结皮质由浅层皮质、副皮质区及皮质淋巴窦组成。

(1) 浅层皮质:由薄层弥散淋巴组织及淋巴小结组成,为皮质的B细胞区。发育良好的淋巴小结可见其生发中心(暗区、明区)、小结帽。

(2) 副皮质区:位皮质深层,较大片的弥散淋巴组织,主要由T细胞密集而成,又称深层皮质单位。深层皮质单位的形状和分区(中央区和周围区)。中央区:大量T细胞和一些交错突细胞,细胞密集,为胸腺依赖区,细胞免疫应答时迅速扩大。周围区为包围中央区一层较稀疏的弥散淋巴组织,含T、B细胞及毛细血管后微静脉。周围区与髓质交界处含有小盲淋巴窦,髓窦起始部。

(3) 淋巴窦:包括被膜下窦和小梁周窦,分别包绕整个淋巴结实质和位于小梁周围。窦壁的构成:内皮、内皮外基质、网状纤维和一层扁平网状细胞;窦腔内:星形内皮细胞及巨噬细胞。

6. 试述心房内部的分割。

胚胎发育第4周末,在原始心房顶部背侧壁的中央出现一个半月形的矢状隔称第一房间隔,此隔向心内膜垫的方向生长,其游离缘与心内膜垫之间留有一孔称第一孔,第一孔闭合前,第一隔的头端出现第二孔;第5周末在第一房间隔右侧出现较厚的第二房间隔，与心内膜垫之间留有一卵圆孔，卵圆孔与第二孔交错重叠 。第一房间隔薄，相当于卵圆孔瓣膜。出生前，由于卵圆孔瓣的存在，血液由右心房流向左心房，反之则不能。出生后，肺循环开始，左房压力增大，卵圆孔闭合，左、右心房完全分隔。

7. 试述胸腺皮质的光镜结构。

胸腺皮质以上皮细胞为支架，间隙内含有大量胸腺细胞和少量巨噬细胞。

(1) 胸腺上皮细胞：①被膜下上皮细胞（胸腺抚育细胞）：分泌胸腺素和胸腺生成素。②星形上皮细胞：诱导胸腺细胞发育分化。

(2) 胸腺细胞即 T 细胞的前身，占胸腺细胞中枢的 85%~90% 。胸腺细胞及其发育：淋巴干细胞→早期 T 细胞→ 普通 T 细胞（被选择）→成熟的 T 细胞（5%）。

(3) 巨噬细胞：参与胸腺微环境的形成。

血-胸腺屏障：指皮质毛细血管及其周围结构具有屏障作用。由下列数层结构构成：连续性毛细血管；内皮细胞间的紧密连接；内皮基膜；血管周隙；含巨噬细胞；上皮基膜；一层连续的上皮细胞。

8. 试述固有结缔组织内的细胞及主要作用。

成纤维细胞：合成纤维和基质。

巨噬细胞：①变形运动，有趋化性；②吞噬作用；③参与免疫调节；④合成和分泌生物活性物质。

浆细胞：合成和分泌抗体——免疫球蛋白（Ig），参与体液免疫反应。

肥大细胞：参与过敏反应。

脂肪细胞：合成和储存脂肪。

未分化的间充质细胞：在某些条件下，可分化为各种结缔组织细胞。

9. 试述球旁复合体的结构及功能。

(1) 球旁细胞：为入球小动脉管壁平滑肌转变成上皮样细胞，细胞呈立方形，紧贴内皮，弱嗜碱性，有分泌颗粒。其功能是分泌肾素，升高血压，还产生 促红细胞生成因子。

(2) 致密斑：为远曲小管面向肾小体血管极处的细胞变成高柱状，排列紧密，没有基膜，核圆形，位于细胞顶部。其功能是 感受远端小管内钠离子浓度的变化。

(3) 极垫细胞：位于入球小动脉、出球小动脉和致密斑之间的三角区内，功能不明。

10. 试述小肠绒毛的结构及功能。

小肠绒毛由小肠上皮和固有层共同向肠腔突起而成。

(1) 上皮：为单层柱状，由吸收细胞，杯状细胞和少量内分泌细胞组成。

(2) 固有层：由细密结缔组织组成。其内含丰富的与免疫有关的细胞，如淋巴细胞、浆细胞、巨噬细胞、嗜酸粒细胞等。中轴固有层结缔组织内有 1 ~2 条纵行的中央乳糜管，参与乳糜微粒的运输。此管周围有丰富的有孔毛细血管网，参与糖和氨基酸的运输。还有少量来自黏膜的平滑肌纤维。

11. 卵泡是女性具有生育和生殖内分泌功能的基本单位，请在详述卵泡的发育及转归的同时，描述其功能。

卵泡的发育过程及转归

原始卵泡→初级卵泡

次级卵泡→成熟卵泡（一个，排卵前完成第一次成熟分裂）→

排卵：
- 卵泡壁→黄体：
  - 卵受精——妊娠黄体（6 个月）
  - 卵未受精——月经黄体（14 日）
- 次级卵母细胞：
  - 受精——完成第二次成熟分裂
  - 不受精——退化

(1) 原始卵泡（primordial follicle）：数量较多，位于卵巢皮质浅层。

卵泡细胞：为单层扁平细胞，较小，核椭圆形，其外面有薄层基膜。具有支持、营养卵母细胞的作用，两者之间有许多缝隙连接。

初级卵母细胞：位于卵泡的中央，体积较大，直径 30 ~ 40μm，核大而圆，染色质稀疏，核仁清楚，胞质嗜酸性（由胚胎卵原细胞分裂、分化而来，出生时已进入第一次成熟分裂前期，排卵前完成第一次成熟分裂）。EM：RER、游离核糖体、线粒体、高尔基复合体、脂滴等。

原始卵泡的卵泡细胞由单层扁平变为立方或柱状，或增殖为多层是卵泡生长的形态特征。

(2) 初级卵泡（primary follicle）：体积大，移向皮质深层。

- 初级卵母细胞：变大，其外出现透明带（位于卵泡细胞与卵母细胞之间的一层富含糖蛋白的均质状的嗜酸性膜，是两者共同分泌的产物）。EM：两种细胞均有突起深入透明带，突起间有缝隙连接。
- 卵泡细胞：增多，细胞由单扁→单立，单层→复层
- 卵泡膜：出现，由卵泡周围 CT 梭形细胞分化而成

(3) 次级卵泡（secondary follicle）

1) 卵泡细胞：增生至 6 ~ 12 层时。

卵泡腔出现：在颗粒细胞之间出现一些小腔隙，并逐渐融合成一个大的腔隙，充满卵泡液，对颗粒细胞起营养作用。

卵丘：随着卵泡液的增多和卵泡腔的不断扩大，将卵母细胞及其他的颗粒细胞挤到卵泡的一侧，形成一个凸入卵泡腔的丘状隆起。

放射冠：紧靠卵母细胞的一层颗粒细胞增高呈柱状，呈放射状排列。

颗粒层：除卵母细胞周围的卵泡细胞外，其余的卵泡细胞密集，层数增多构成卵泡壁，改称颗粒细胞。

2) 初级卵母细胞：体积更大，直径 125 ~ 150μm。

3) 卵泡膜内层：较多的梭形/多边形膜细胞，具分泌类固醇类 H 细胞特点，纤维（f）少，血管多，含色素，脂滴。

外层：细胞少，纤维多，少量平滑肌（SM）。

(4) 成熟卵泡（mature follicle）：从初级卵泡后期——排卵约 85 天。

1) 体积更大，达 1 ~ 2cm 突向表面，卵泡液剧增。

2) 卵泡细胞停止分裂，颗粒层变薄，卵泡膜内、外层明显。

3) 初级卵母细胞：排卵前 36 ~ 48 小时完成第一次成熟分裂形成次级卵母细胞（停止于第二次成熟分裂中期）和第一极体。

12. 精子是在哪里发生的，经历了几个过程？在哪里获得

运动能力？

精子是在生精小管发生的；经历了 5 个过程；附睾管分泌促进精子成熟的物质，增强精子运动能力。

精子发生的 5 个过程：

(1) 精原细胞：12μm，位于基膜上。

A 型：核椭圆形，核仁靠近核膜（干细胞）。

B 型：核圆色深，核仁居中。

(2) 初级精母细胞：18μm 染色质粗网状。

DNA 复制，第一次成熟分裂（时间长）。

(3) 次级精母细胞：12μm 染色质细网状。

第二次成熟分裂（时间短）。

(4) 精子细胞：8μm，核小色深。

(5) 精子：蝌蚪形、长 60μm，分头和尾。

头：核、顶体（前 2/3）。

尾：颈部，中心粒；中段，线粒体鞘；主段，纤维鞘；末段；轴丝。

（沈新生　黑常春）

附录二 实验报告

实验报告

第____次实验________________

取材____________
染色____________
放大____________

实验报告

第____次实验________________

取材____________
染色____________
放大____________

实 验 报 告

第____次实验________________

取材____________
染色____________
放大____________

实 验 报 告

第____次实验________________

取材____________
染色____________
放大____________

实验报告

第____次实验________________

取材____________
染色____________
放大____________

实验报告

第____次实验________________

取材____________
染色____________
放大____________

实 验 报 告

第____次实验________________

取材____________
染色____________
放大____________

实 验 报 告

第____次实验________________

取材____________
染色____________
放大____________

实验报告

第____次实验________________

取材____________
染色____________
放大____________

实验报告

第____次实验________________

取材____________
染色____________
放大____________

实 验 报 告

第____次实验________________

取材____________
染色____________
放大____________

实 验 报 告

第____次实验________________

取材____________
染色____________
放大____________

实验报告

第____次实验________________

取材____________
染色____________
放大____________

实验报告

第____次实验________________

取材____________
染色____________
放大____________

实 验 报 告

第____次实验________________

取材____________

染色____________

放大____________

实 验 报 告

第____次实验________________

取材____________

染色____________

放大____________

彩　　图

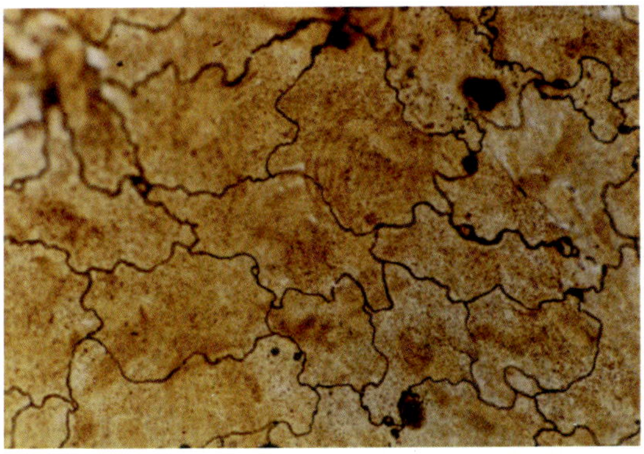

彩图 1　单层扁平上皮——蛙肠系膜铺片光镜像（镀银法，高倍）

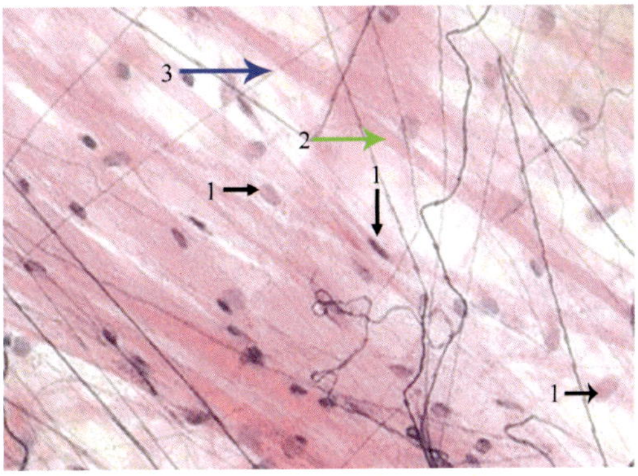

彩图 2　兔皮下结缔组织（醛复红偶氮卡红染色，低倍）

1. 成纤维细胞和纤维细胞；2. 胶原纤维；3. 弹性纤维

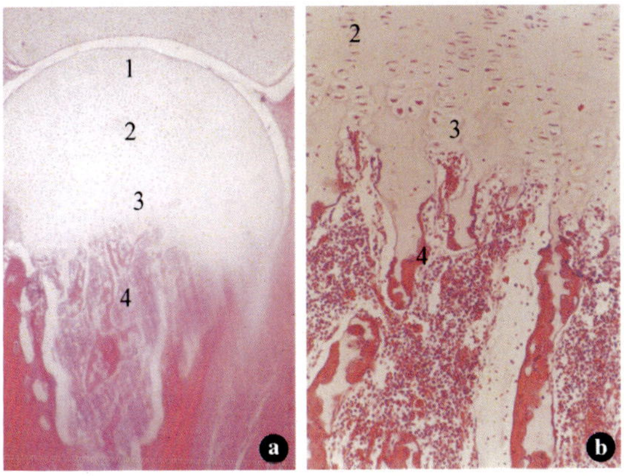

彩图 3　婴儿指骨关节 (a. 低倍镜；b. 高倍镜）

1. 软骨储备区；2. 软骨增生区；3. 软骨钙化区；4. 成骨区

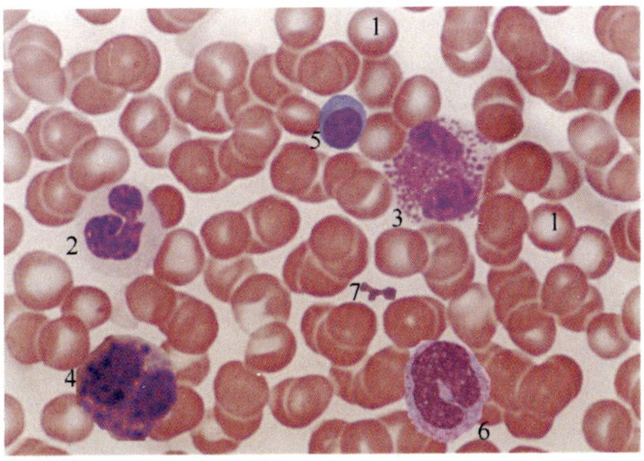

彩图 4　人外周血各种血细胞 (Wright 染色）

1. 红细胞；2. 中性粒细胞；3 嗜酸粒细胞；4. 嗜碱粒细胞；

5. 淋巴细胞；6. 单核细胞；7. 血小板

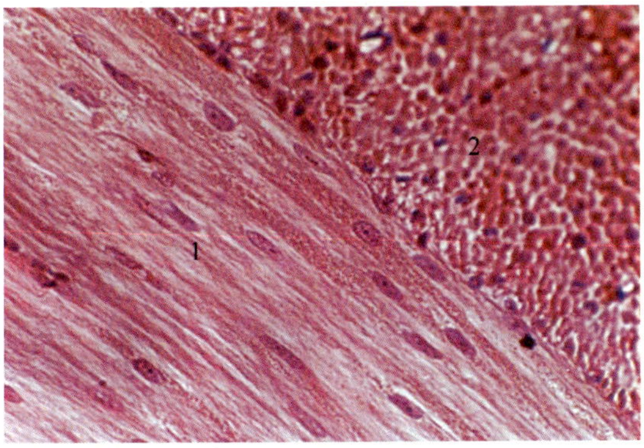

彩图 5　狗小肠平滑肌（高倍）

1. 纵切面；2. 横切面

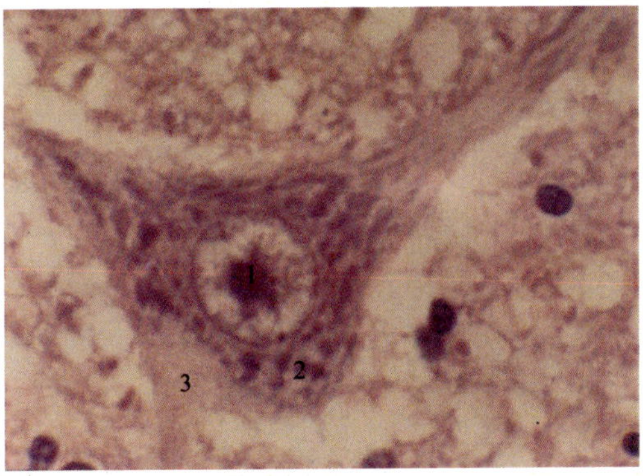

彩图 6　猫脊髓神经元（高倍）

1. 核仁；2. 尼氏体（嗜染质）；3. 轴丘

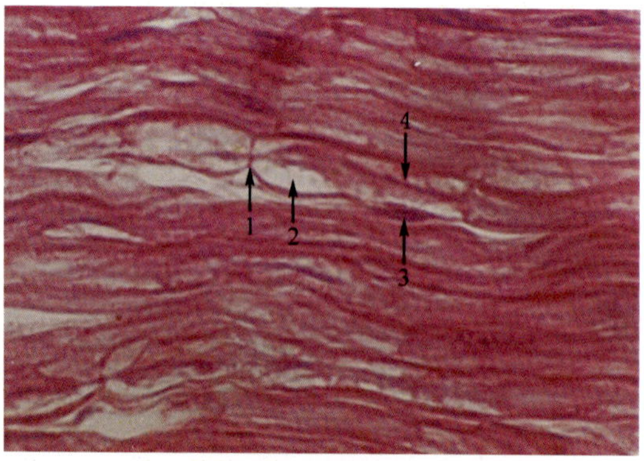

彩图 7　有髓神经纤维纵切面 (高倍)

1. 郎飞结 ;2. 髓鞘 ;3. 施万细胞核 ;4 轴索

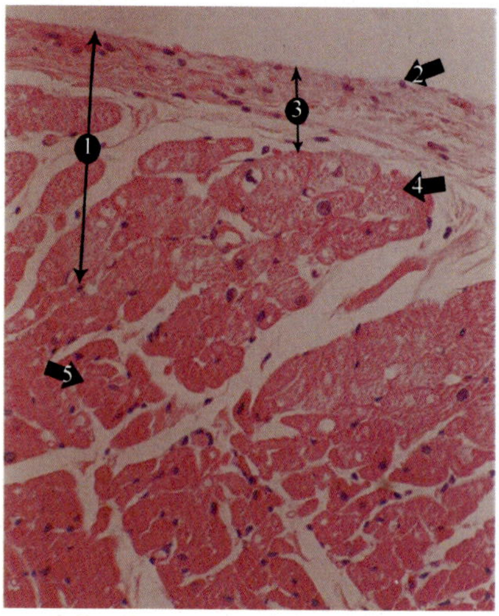

彩图 8　心脏 (低倍)

1. 心内膜 ;2. 内皮 ;3. 内皮下层 ;4. 浦肯野纤维 ;5. 心肌膜

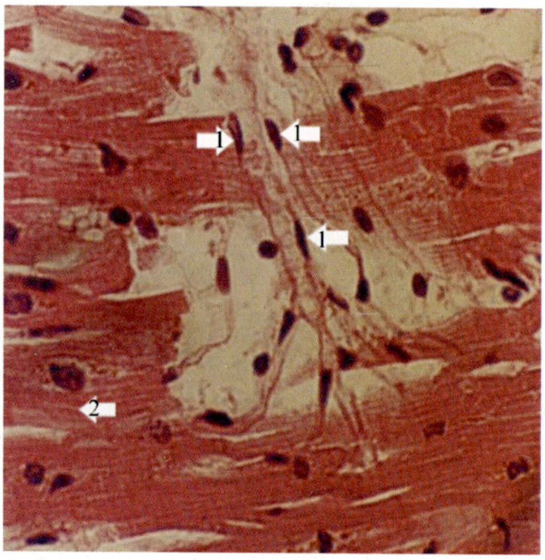

彩图 9　心脏 (高倍)

1. 心壁内毛细血管内皮细胞 ;2. 心肌纤维

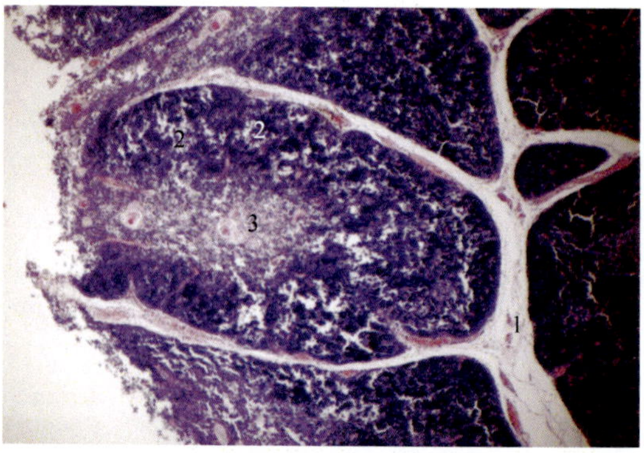

彩图 10　胎儿胸腺 (低倍)

1. 小叶间隔 ;2. 皮质 ;3. 髓质

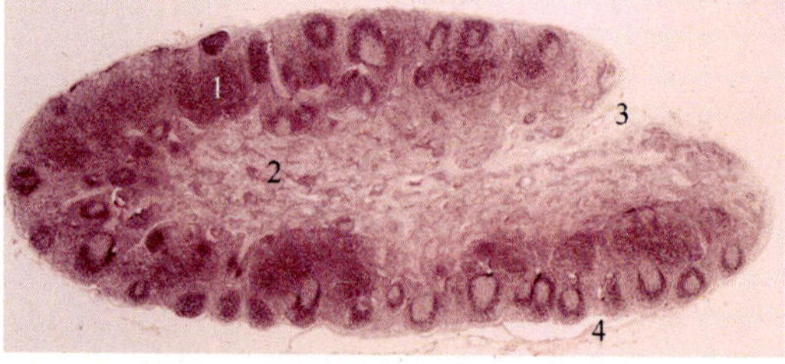

彩图 11　狗淋巴结整体观 (低倍)

1. 皮质 ;2. 髓质 ;3. 淋巴结门 ;4. 被膜

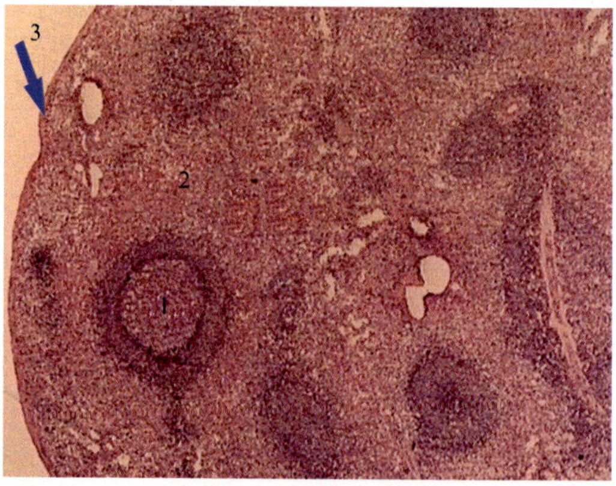

彩图 12　人脾脏 (低倍)

1. 白髓 ;2. 红髓 ;3. 被膜

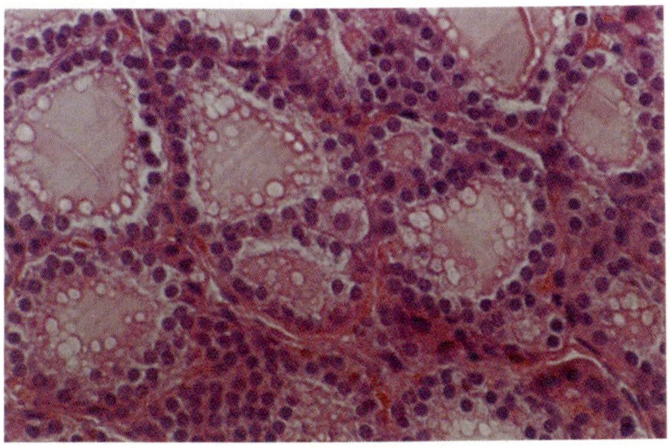

彩图 13　狗甲状腺滤泡（高倍）

上皮细胞为单层上皮，细胞呈立方形（或扁平、低柱状）界限清楚。核圆球形（或扁平、椭圆形）位中央

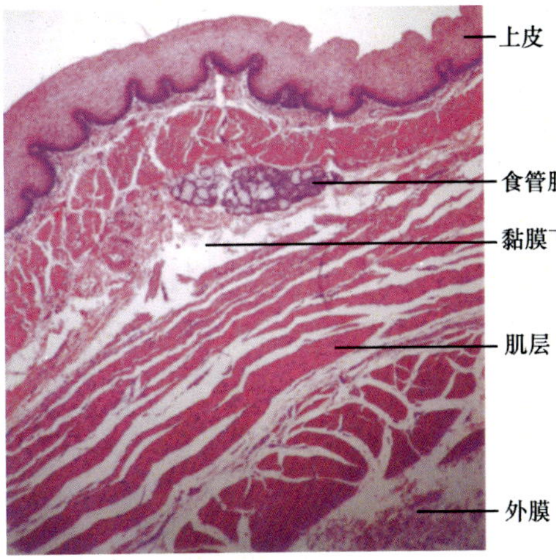

彩图 14　狗食管（低倍）

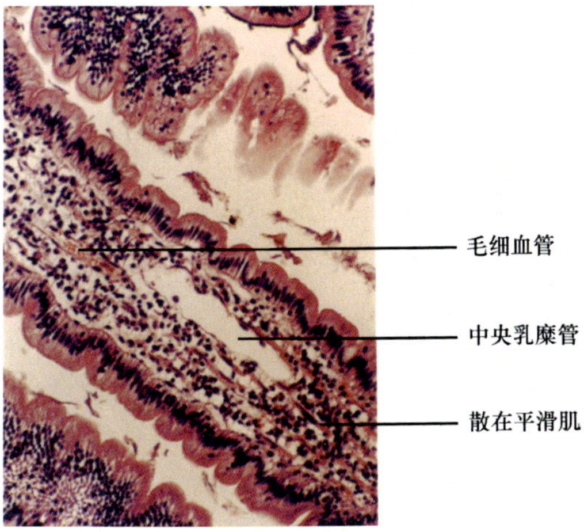

彩图 15　狗小肠中的小肠绒毛（高倍）

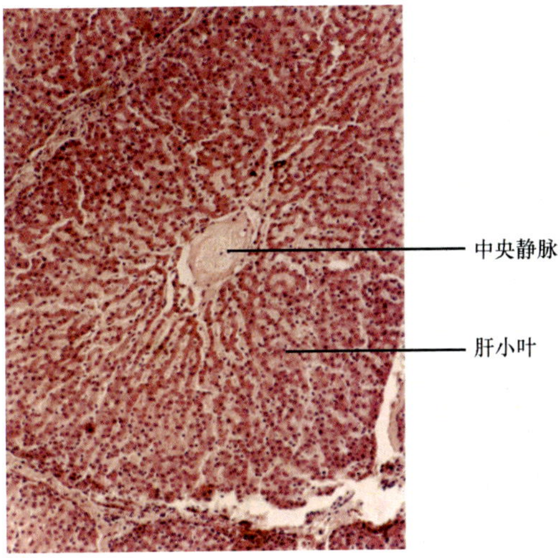

彩图 16　猪肝（低倍）

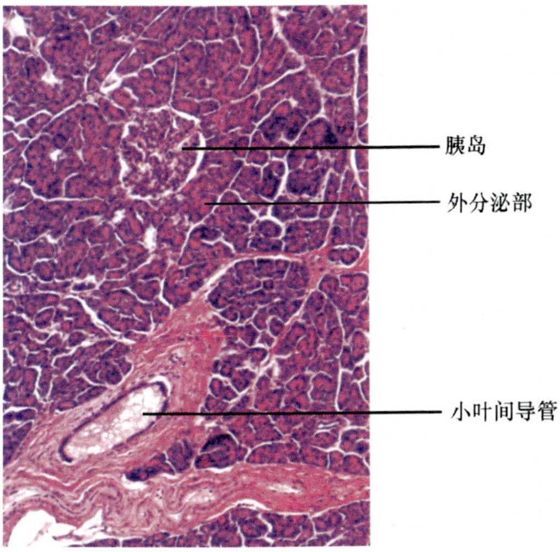

彩图 17　人胰腺（低倍）

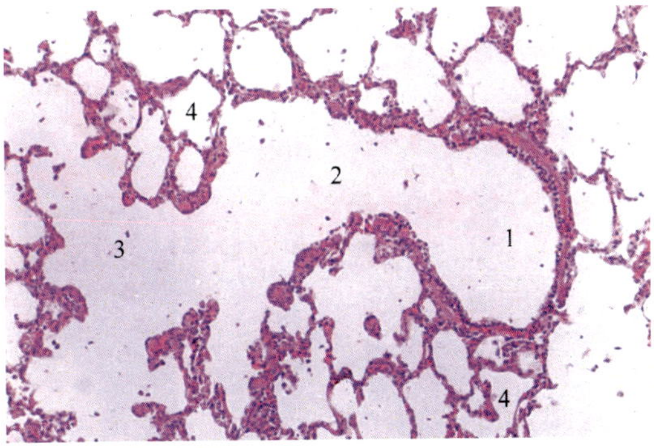

彩图 18　狗肺中的呼吸部（高倍）

1. 终末细支气管；2. 呼吸性细支气管；3. 肺泡管；4. 肺泡

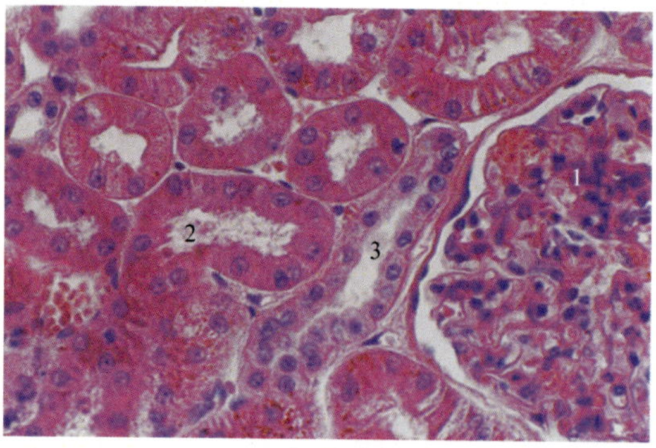

彩图 19　狗肾皮质(高倍)

1. 血管球;2. 近曲小管;3 远曲小管

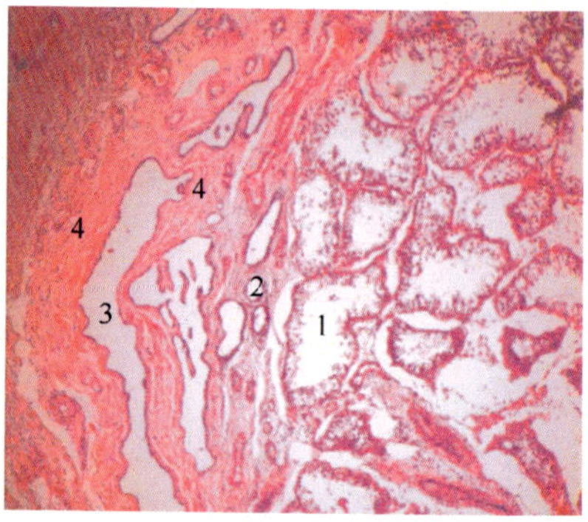

彩图 20　人睾丸(低倍)

1. 生精小管;2. 直精小管;3. 睾丸网;4. 睾丸纵隔

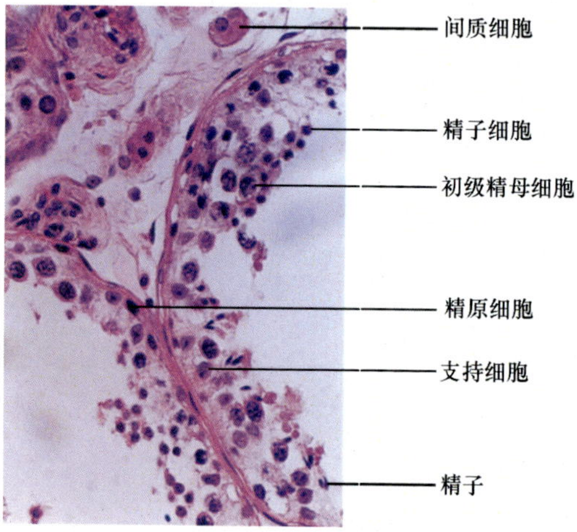

彩图 21　人睾丸中的生精小管(高倍)

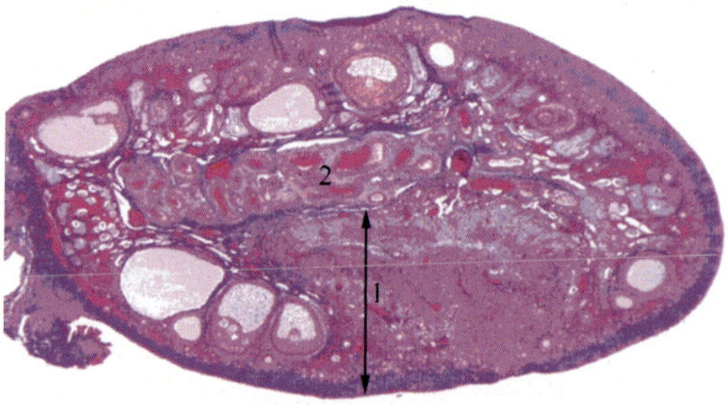

彩图 22　猫卵巢(低倍)

1. 皮质，可见各级卵泡和间质腺;2. 髓质

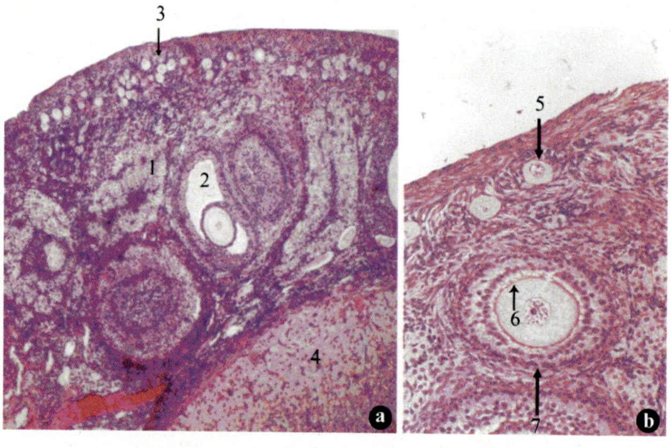

彩图 23　猫卵巢(a. 低倍镜;b. 高倍镜)

1. 间质腺;2. 次级卵泡;3. 原始卵泡;4. 黄体;5. 原始卵泡;6 透明带;

7. 初级卵泡

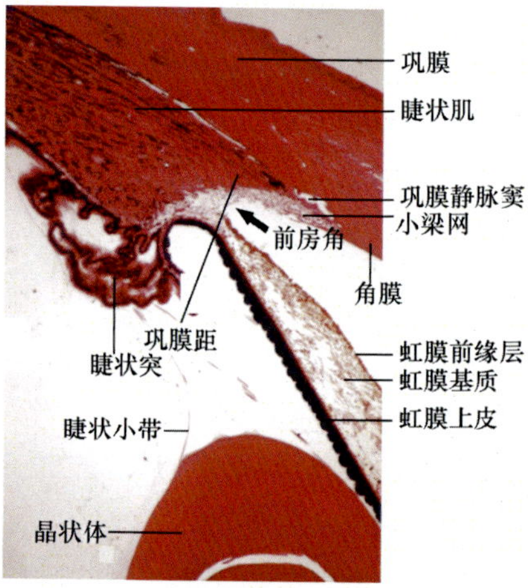

彩图 24　人眼球前部(低倍)